北京市科学技术协会科普创作出版资金资助

# DIET EDUCATION FOR CHILDREN
# 儿童食育
## 科普读物

上册

主编 邓泽元 刘小如
　　　李　静 徐艳钢

中国轻工业出版社

图书在版编目（CIP）数据

儿童食育科普读物. 上册 / 邓泽元等主编. —北京：中国轻工业出版社，2024.9

ISBN 978-7-5184-4975-0

Ⅰ.①儿… Ⅱ.①邓… Ⅲ.①食品营养—儿童读物 Ⅳ.①R151.3-49

中国国家版本馆CIP数据核字（2024）第102084号

责任编辑：马　妍　巩孟悦　　责任终审：高惠京
文字编辑：赵萌萌　　　　　　责任校对：朱　慧　朱燕春　　封面设计：董　雪
策划编辑：马　妍　　　　　　版式设计：锋尚设计　　　　　　责任监印：张京华

出版发行：中国轻工业出版社（北京鲁谷东街5号，邮编：100040）
印　　刷：艺堂印刷（天津）有限公司
经　　销：各地新华书店
版　　次：2024年9月第1版第1次印刷
开　　本：787×1092　1/16　印张：10.25
字　　数：200千字
书　　号：ISBN 978-7-5184-4975-0　定价：39.00元

邮购电话：010-85119873
发行电话：010-85119832　010-85119912
网　　址：http://www.chlip.com.cn
Email：club@chlip.com.cn
版权所有　侵权必究
如发现图书残缺请与我社邮购联系调换
230878K1X101ZBW

# 本书编写人员

| 主　　编 | 邓泽元 | 南昌大学 |
| | 刘小如 | 南昌大学 |
| | 李　静 | 南昌大学 |
| | 徐艳钢 | 江西省营养学会 |

| 副 主 编 | 唐水华 | 江西奇鹤食育教育咨询发展有限公司 |
| | 吴红静 | 南昌大学 |
| | 王文君 | 江西农业大学 |
| | 徐群英 | 南昌大学 |
| | 苏筱苓 | 江西省营养学会 |
| | 符　艳 | 南昌市知识产权保护中心 |
| | 李双玲 | 南昌市卫生健康促进中心 |
| | 孔冰原 | 江西省妇幼保健院 |
| | 江志琴 | 江西省肿瘤医院 |
| | 付金衡 | 南昌大学 |
| | 邓圣超 | 江西省机电职业技术学院 |

| 参编人员 | 艾永梅 | 新余市人民医院 |
| | 敖亚兵 | 九江市营养学会 |
| | 薄春燕 | 九江市第一人民医院 |

| | |
|---|---|
| 曾　璐 | 赣南卫生健康职业学院 |
| 陈　芳 | 南昌大学 |
| 陈良华 | 九江市中医医院 |
| 陈　婷 | 江西省疾病预防控制中心 |
| 程菊香 | 于都县人民医院 |
| 戴　晴 | 上饶市万年县人民医院 |
| 但淑敏 | 景德镇市第五人民医院 |
| 邓　红 | 南昌医学院 |
| 邓淑萍 | 江西中医药大学第二附属医院 |
| 董欢欢 | 江西中医药大学 |
| 范　奕 | 江西省疾病预防控制中心 |
| 范义兵 | 南昌市疾病预防控制中心 |
| 冯　花 | 南昌大学 |
| 冯彦娟 | 上饶卫生健康职业学院 |
| 付桂明 | 南昌大学 |
| 傅细芳 | 新余市妇幼保健院 |
| 高　荣 | 南昌市白领营养工作室 |
| 韩容芬 | 萍乡市人民医院 |
| 郝　澍 | 九江学院 |
| 何思云 | 江西奇鹤食育教育咨询发展有限公司 |
| 胡亚敏 | 九江市营养学会 |
| 黄　英 | 赣州市营养学会 |
| 黄海华 | 南昌大学第一附属医院 |
| 黄行花 | 南昌市包大人餐饮管理有限公司 |

| | |
|---|---|
| 黄思圆 | 南昌市雷式幼儿园 |
| 黄优生 | 江西中医药大学 |
| 揭琴丰 | 江西省疾病预防控制中心 |
| 孔小兵 | 上饶万年县上坊乡中心小学 |
| 李　岩 | 完美（中国）有限公司江西分公司 |
| 李露敏 | 江西省疾病预防控制中心 |
| 李资玲 | 江西科技师范大学 |
| 连　璐 | 南昌大学第一附属医院 |
| 廖树伟 | 南昌市检验检测中心 |
| 林丽萍 | 江西农业大学 |
| 刘　洋 | 江西奇鹤食育教育咨询发展有限公司 |
| 刘　珍 | 鹰潭市人民医院 |
| 刘立祯 | 赣南卫生健康职业学院 |
| 刘丽英 | 江西省营养学会 |
| 刘玉莲 | 赣州市南康区第一人民医院 |
| 卢玉珍 | 赣南卫生健康职业学院 |
| 欧阳群燕 | 九江市美年慈铭健康体检管理有限公司 |
| 潘　瑶 | 南昌大学 |
| 彭　斌 | 江西师范大学 |
| 彭　静 | 萍乡市安源区疾病控制中心 |
| 秦玮珑 | 江西奇鹤食育教育咨询发展有限公司 |
| 任玉芝 | 江西省妇幼保健院 |
| 阮世颖 | 南昌大学第一附属医院 |
| 盛忠兰 | 井冈山大学附属医院 |

| | |
|---|---|
| 石小乐 | 井冈山大学附属医院 |
| 覃敏南 | 欧思麦集团有限公司 |
| 檀朝立 | 江西阳光乳业股份有限公司 |
| 唐　人 | 江西省肿瘤医院 |
| 田国丽 | 江西奇鹤食育教育咨询发展有限公司 |
| 王丹丹 | 武宁县卫生健康委员会 |
| 王风新 | 江西人之初营养科技股份有限公司 |
| 王广玲 | 江西省人民医院 |
| 吴卫娣 | 南昌市红谷滩新区第一小学 |
| 吴贤明 | 国家级吴贤明技能大师工作室 |
| 夏小蓉 | 九江学院附属医院 |
| 熊　勇 | 南昌市市场监督管理执法稽查局高新分局 |
| 熊雪峰 | 南昌县人民医院 |
| 熊艳芬 | 赣南卫生健康职业学院 |
| 熊依宁 | 江西省人民医院 |
| 徐丽萍 | 南昌市市场监督管理执法稽查局高新分局 |
| 杨金菊 | 江西高美高健康食品有限公司 |
| 余　荣 | 南昌大学第一附属医院 |
| 占继红 | 景德镇市第五人民医院 |
| 张　华 | 江西中医药大学 |
| 张　欢 | 江西省妇幼保健院 |
| 张　萌 | 新余市人民医院 |
| 张嫦慧 | 南昌市卫生健康促进中心 |
| 张春梅 | 萍乡市湘东区人民医院 |

| | | |
|---|---|---|
| | 张艳霞 | 江西省妇幼保健院 |
| | 张煜婕 | 九江市田家炳实验中学 |
| | 张中伟 | 南昌大学 |
| | 章　彦 | 上饶市人民医院 |
| | 章志红 | 南昌大学 |
| | 郑慧萍 | 赣南卫生健康职业学院 |
| | 郑溜丰 | 南昌大学 |
| | 周　莹 | 赣南卫生健康职业学院 |
| | 周晓容 | 抚州市第一人民医院 |

**插　图**　冯怡翎　南昌大学

# 前言

食育，是良好饮食习惯的培养教育，以食物为载体，通过科学的营养知识和适合国情的文化教育，让大家养成良好的饮食行为与习惯，实现德智体美劳全面发展，从而培养健全的人格和丰富的人性。

随着我国工业化、城镇化、人口老龄化进程的不断加快和生态环境的不断变化，我国居民生活方式和饮食方式发生改变，慢性病发生率不断升高，如糖尿病、肥胖症、高脂血症、高血压和高尿酸血症等。这些疾病的发生除遗传因素外，更多的原因是"病从口入"，是日常饮食和生活方式不合理所导致。养成合理的饮食习惯和良好的生活方式，对每个人从幼年到成年甚至老年的健康具有重要的意义，儿童阶段是养成良好饮食习惯和生活方式的重要时期。因此，在儿童阶段开展食育普及，可为其一生的健康奠定良好的基础。

我国党和政府非常重视人民健康，《"健康中国2030"规划纲要》《健康中国行动（2019—2030年）》和《国民营养计划》强调要以人民健康为中心，普及营养健康知识；教育部在对十四届全国人大一次会议第7555号建议的答复中明确表示"要推进食学教育进入中小学各学科课堂"。江西省人民政府近年来高度重视食育工作，提出"实施食育普及三年行动计划"，出台了政府部门第一个食育普及计划，成立了第一个以食育命名的省食育学会，成立了江西省营养学会食育专业委员会，出版了第一本师范生食育教材和一系列食育绘本，建设了一批食育场馆、工坊、基地，为食育实践提供了许多鲜活的案例。本丛书在江西省科学技术协会和江西省食品安全委员会专家的精心指导下，由江西省营养学会和南昌大学共同发起，组织了百名长期从事食育和营养工作的专家合作编写。稿件经过多轮反复修改、润色完成，图片均由编者拍摄或绘制。北京市科学技术协会对本丛书的出版给予指导和支持，高度评价其科学性和实用性，将丛书列入2024年度北京市科学技术协会科普创作出版资金资助项目。

  本丛书分为上册和下册，根据儿童生长发育和认知的规律编写，上册适读年龄3~6岁，下册适读年龄6~12岁。主要介绍我国日常食物的来源、简单的加工和烹饪，使儿童认识到食物"粒粒皆辛苦"，养成珍惜粮食、不浪费食物的好习惯。通过介绍我国的饮食文化和礼仪，使儿童做到"彬彬有礼"和传承中国的优秀文化。通过食品卫生知识的介绍，让儿童做好饮食卫生，减少食品安全的事件。通过食物营养知识的介绍，让儿童从小学会正确选择食物、做到合理膳食。通过良好生活方式的介绍，让儿童从小养成讲卫生、爱运动、有礼貌、知珍惜、重健康的好习惯。因此，本丛书适合幼儿园、小学阶段学生阅读，也可作为儿童食育工作者的参考书，同时可供家长亲子共读。

  本丛书得到江西奇鹤食育教育咨询发展有限公司的鼎力支持。感谢关心关注和支持帮助食育普及工作的劳动者和奉献者。

  由于编者水平有限，书中难免存在疏漏与错误，敬请批评指正。

编者

2024年1月

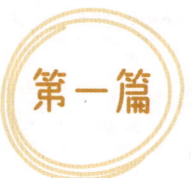

# 第一篇 食物认知及习惯养成

## 第一章 粒粒皆辛苦：认识食物，培养节约意识
一、什么是食物？…18
二、这些食物你都吃过吗？…19
三、我们为什么需要食物？…20
四、珍惜食物是美德…21

## 第二章 小小水稻出大米：大米饭的由来
一、大米饭的由来…22
二、田里长出水稻…22
三、稻谷剥出米粒…23
四、米粒变成大米饭…23

## 第三章 沉沉麦穗变面条
一、面条的由来…24
二、地里长出小麦…24
三、小麦磨成面粉…24
四、面粉做成面条…25

## 第四章 认识薯类食物
一、薯类食物有哪些？…26
二、红薯…26
三、紫薯…27
四、山药…27
五、土豆…28

## 第五章 认识花生
一、花生…30
二、花生"住"在果壳里…30
三、花生油…31
四、花生是坚果…31

## 第六章 认识常见豆类
一、豆子家族的聚会…32
二、大豆"三兄弟"…32
三、红豆、绿豆都是杂豆…33
四、豆类食物营养多…33

# 目录

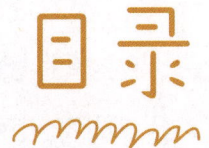

### 第七章　鸡蛋牛奶天天见
一、你吃过的蛋类有哪些？…35

二、你都喝过哪些奶？…36

三、吃鸡蛋、喝牛奶有哪些好处？…36

四、鸡蛋要煮熟，牛奶要新鲜…37

### 第八章　瓜果蔬菜好朋友
一、你吃过哪几种瓜呢？…38

二、你吃过哪些果子？…39

三、你吃过哪些蔬菜？…40

四、瓜果蔬菜好处多…40

### 第九章　哪些长在泥土下？
一、你知道哪些食物藏在泥土下吗？…42

二、泥土下的主食…43

三、长在泥土下的蔬菜…44

四、长在泥土下的大多是根茎类食物…44

### 第十章　哪些长在泥土上：茎叶花瓜果类食物
一、你认识哪些长在泥土上的食物？…45

二、多数蔬菜都长在泥土上…46

三、茎叶花瓜果类食物长在泥土上…47

### 第十一章　哪些食物地上走：畜禽肉类食物
一、畜肉来自四条腿的动物…49

二、禽肉来自两条腿的动物…50

三、吃畜肉有哪些好处？…50

四、吃禽肉有哪些好处？…51

### 第十二章　哪些食物水里游：水产类食物
一、鱼类…52

二、虾类…52

三、贝类…53

四、水产类食物的好处…53

### 第十三章　哪些食物一只脚：菌菇类食物
一、菌菇类食物…54

二、认识香菇…55

三、认识金针菇…55

四、认识猴头菇…56

## 第十四章　多样食物对对碰

一、我碗里的主食有哪些？…57

二、我爱吃的肉有哪些？…57

三、我爱吃的果蔬蛋奶有哪些？…58

四、我认识各种各样的食物…58

# 第二篇　食物大变身

## 第一章　水稻的变身

一、收割…62

二、晒谷…62

三、脱壳…63

四、精加工…63

五、煮饭…63

## 第二章　小麦的变身

一、麦穗变成麦粒…66

二、麦粒变成面粉…66

三、和面粉做游戏…67

四、面粉变成美食…67

## 第三章　小小饺子藏幸福

一、揉制面团…69

二、擀出面皮…70

三、制作饺子馅…70

四、形态各异的外形…71

五、烹饪…72

六、吃出幸福的味道…72

## 第四章　大豆会变身

一、认识豆制品…73

二、豆制品的好处多…74

三、豆腐的由来…74

## 第五章　元宵汤圆糯又甜

一、欢欢喜喜闹元宵…75

二、北方元宵、南方汤圆…75

三、元宵和汤圆是怎么做成的？…76

四、好吃也要适量…76

## 第六章　会长大的面团

一、发酵的面团…78

二、做馒头和包子…79

## 第七章　不一样的米粉
一、大米磨成米粉…80

二、细细长长的米线…80

三、软糯可口的年糕（米糕）…81

四、传统特色米粉…81

## 第八章　清明节吃艾米果
一、清明节…83

二、艾米果…83

三、认识艾叶草…83

四、制作艾米果…84

## 第九章　端午粽飘香
一、端午节…85

二、形状各异的粽子…85

三、如何包粽子…85

四、吃粽子的妙招…86

## 第十章　甜甜的月饼
一、中秋节…88

二、月饼…88

三、月饼的原料与制作…88

四、月饼的营养价值…90

## 第十一章　肉肉变身狮子头
一、认识淮扬菜——狮子头…91

二、有菜又有肉的狮子头…91

三、狮子头的制作…92

四、狮子头的营养价值…92

## 第十二章　过了腊八就是年：腊八粥
一、腊八节喝腊八粥…93

二、腊八粥里有什么？…93

三、腊八粥的营养价值…94

## 第十三章　南北小年不一样
一、小年…95

二、小年的南北饮食习惯…95

三、小年的意义，美好期待…96

## 第十四章　中国人的年夜饭
一、春节…97

二、过年常吃的食物…98

三、合理、文明吃年夜饭…99

四、年夜饭的意义…99

五、秀出你的年夜饭…100

## 第十五章　我看食物大变身
一、食材对应食物连连看…101

二、这些变化是怎么发生的？…101

三、发酵也可以让食物变身…102

# 第三篇　我的餐盘我做主

## 第一章　宝塔里的食物秘密
一、认识食物,爱惜食物…106
二、食物多样,按时吃饭…107
三、足量饮水,少喝含糖饮料…108
四、参与食物制作,培养良好的饮食习惯…108

## 第二章　餐桌上的主食
一、主食多样化,适量吃粗粮…110
二、薯类也可作主食…110
三、适量搭配杂豆…111
四、花样主食我会吃…111

## 第三章　多吃色彩斑斓的果蔬
一、蔬菜每天都要吃…113
二、水果不能当饭吃…113
三、深色果蔬营养高…114
四、果蔬对身体的帮助…114

## 第四章　常吃鸡、鸭、鱼、蛋和瘦肉
一、每天吃肉身体好…116
二、肉、蛋做熟最安全…116
三、吃肉剔骨、吃鱼去刺…117
四、腌肉、烤肉不多吃…117

## 第五章　又鲜又香的肉汤
一、哪些肉类可以做成汤?…118
二、肉汤为什么这么鲜?…118
三、肉汤为什么这么香?…118
四、怎样喝汤才健康?…119

## 第六章　每天喝奶常吃豆
一、喝奶帮助长个子…120
二、喝奶增强免疫力…120
三、变着花样来吃豆…121
四、多吃豆子爱放屁的秘密…122

## 第七章　认识食盐:百味之首限量吃
一、盐是百味之首…123
二、为什么不能多吃盐?…123
三、小零食里藏着盐…124
四、调味品里藏着盐…124

## 第八章　少喝饮料少吃糖,保护牙齿和口腔
一、饮料里面有什么?…126

二、糖吃多了长蛀牙…126

三、糖吃多了会长胖…127

四、少喝含糖饮料…127

## 第九章 选零食的科学

一、三餐两点最合适…128

二、加餐首选是奶类…128

三、加餐还可选水果…128

四、坚果也是好选择…129

## 第十章 传统特色食物

一、神农的发现…130

二、认识健身防病的食物…130

三、健身防病的传统特色食品…131

四、健康食物歌…132

## 第十一章 好看但不一定能吃的蘑菇

一、各种各样的蘑菇…133

二、颜色鲜艳的蘑菇往往毒性大…133

三、野生的蘑菇不能采食…134

## 第十二章 我的餐盘我做主

一、我会选择健康的食物…135

二、学会合理搭配食物…136

三、分享食物,关爱家人…137

# 第四篇 饮食好习惯

## 第一章 儿童餐桌礼仪:讲礼貌、守规矩

一、中华礼仪我知道…140

二、正确使用餐具…140

三、学习餐桌礼仪…141

四、不文明用餐行为…143

五、礼仪小儿歌…144

## 第二章 公筷公勺卫生健康

一、我有专属小餐具…146

二、家庭用餐也要用公筷公勺…146

三、分餐更卫生…148

四、分餐助我不多吃…149

## 第三章 我是餐桌小帮手

一、餐前小帮手…150

二、餐中小能手…150

三、餐后小帮手…150

四、小帮手儿歌…151

五、劳动是美德…152

### 第四章　病从口入

一、什么是病从口入？…153

二、不洁净的食品引发的疾病…153

三、吃出来的胖娃娃…153

四、怎样预防病从口入？…154

### 第五章　户外活动好处多

一、户外活动促发育、助长高…156

二、户外活动预防近视…156

三、户外活动增强食欲…157

四、活动不足会长胖…157

### 第六章　养成饮食好习惯

一、饭前一定先洗手…159

二、规律进餐、不喂饭…159

三、细嚼慢咽消化好…160

四、坚持吃健康食物…161

# 第一篇
# 食物认知及习惯养成

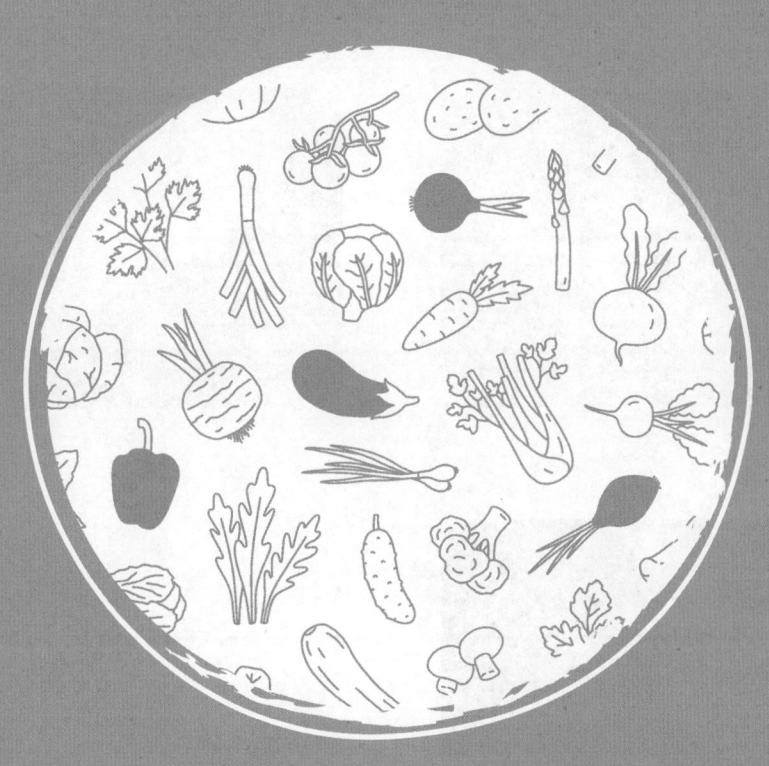

# 第一章
## 粒粒皆辛苦：
## 认识食物，培养节约意识

### 一、什么是食物？

食物是人们每天都要吃的主食及各种蔬菜、水果、肉类、坚果等。

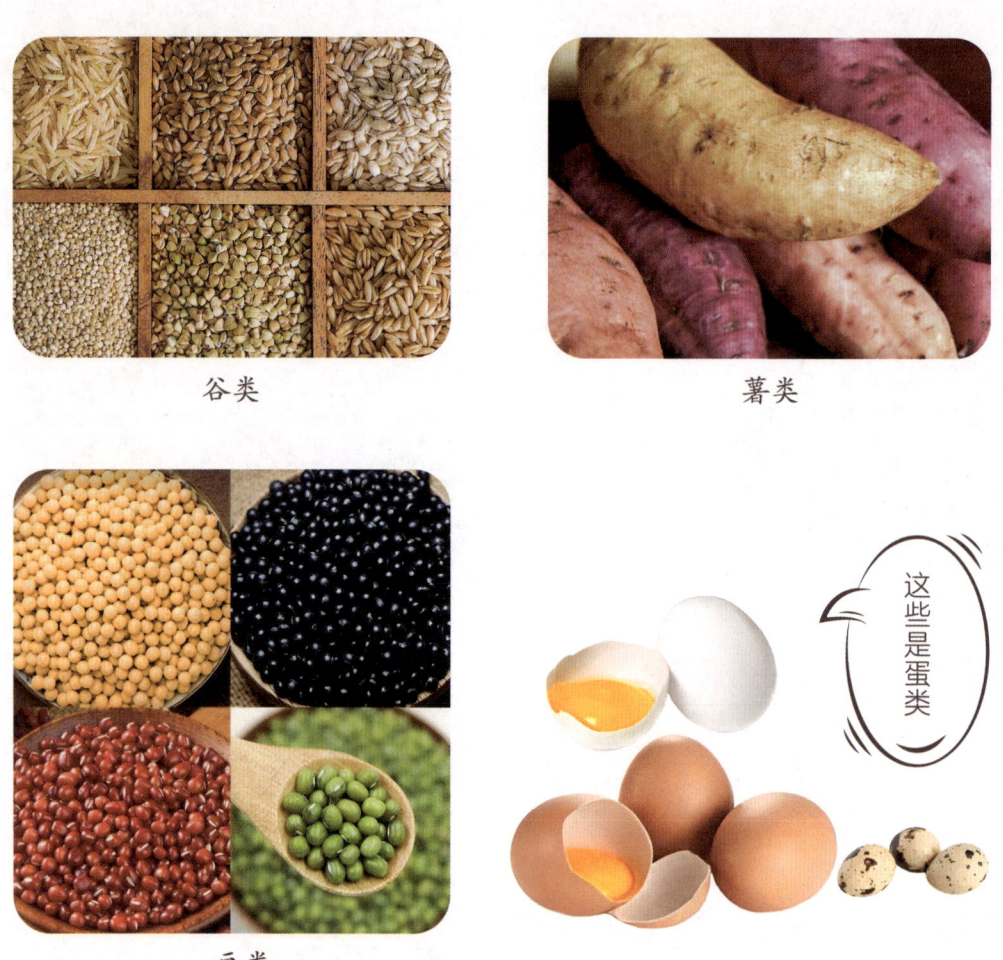

谷类

薯类

豆类

这些是蛋类

第一篇　食物认知及习惯养成

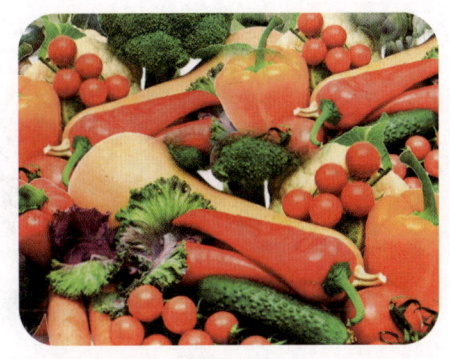

蔬菜类

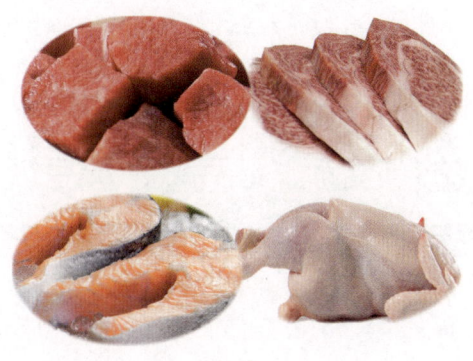

肉类

## 二、这些食物你都吃过吗？

我们常吃的食物主要有：米饭、面条、红薯、玉米等。这些食物也称为主食，为身体提供满满的能量。

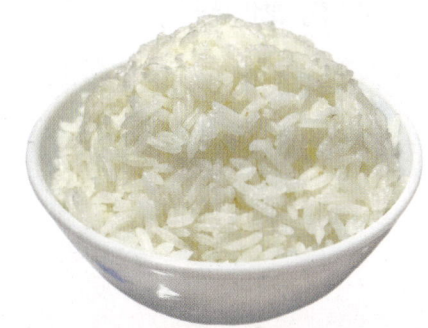

香喷喷的米饭

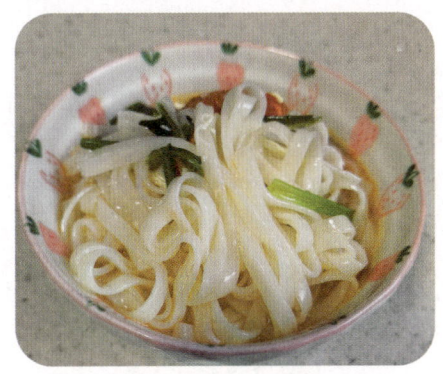

滑溜溜的面条

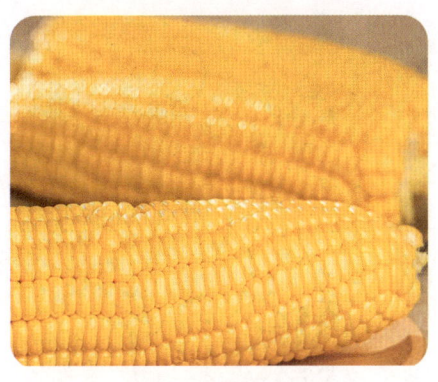

又香又糯的玉米

几种食物一起搭配吃更健康,比如:燕麦、红豆、绿豆和大米搭配做成的燕麦饭、红豆饭、绿豆饭等。吃主食时搭配蔬菜和肉类营养更全面。

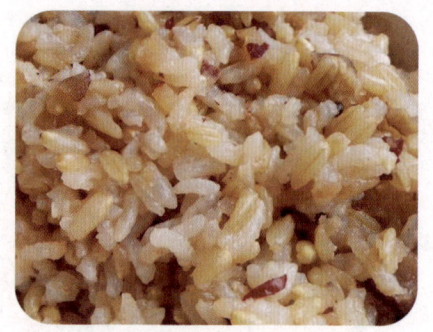

燕麦饭

## 三、我们为什么需要食物?

食物帮我们长身体!
食物助我们运动有力量!
食物为身体保暖!
食物促肠道排便!

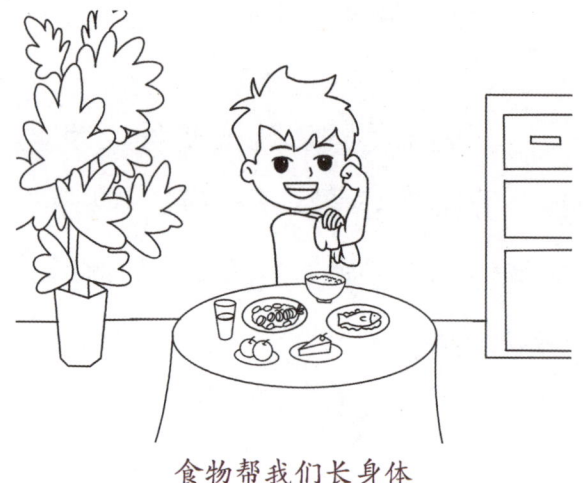

食物帮我们长身体

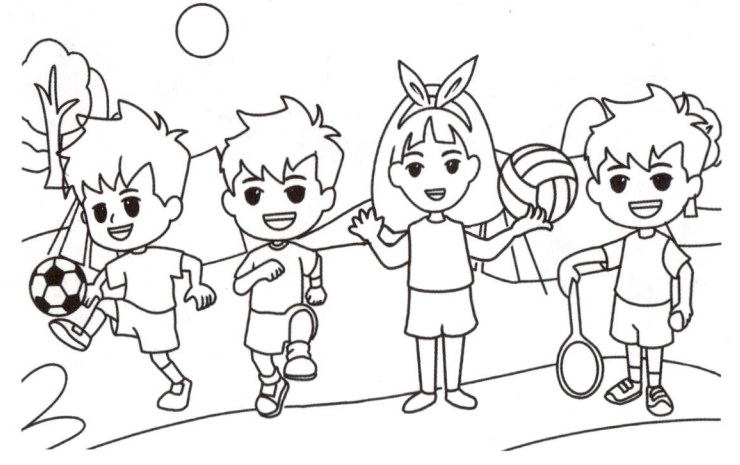

食物助我们运动有力量

## 四、珍惜食物是美德

食物都来之不易。牢记"粒粒皆辛苦",珍惜食物是美德!我们来学习一首唐诗:

### 悯农

(唐)李绅

锄禾日当午,

汗滴禾下土。

谁知盘中餐,

粒粒皆辛苦。

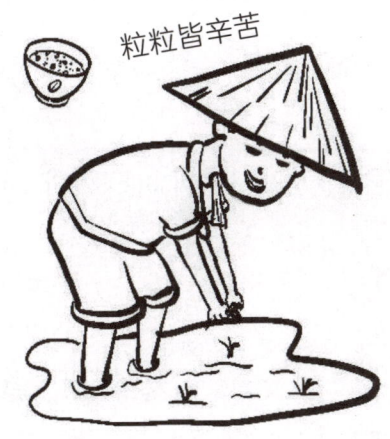

粒粒皆辛苦

> **想一想**
> 1. 小朋友们,跟爸爸妈妈说说,你所知道的食物有哪些吧!
> 2. 小朋友们,我们为什么要吃食物?

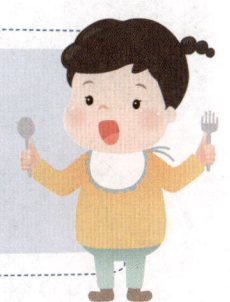

# 第二章
# 小小水稻出大米：大米饭的由来

## 一、大米饭的由来

香喷喷的大米饭从哪里来的呢？

种下水稻收获大米！水稻种在稻田里，稻田里有水和泥土，为水稻提供养分；水稻获得养分和阳光，逐渐长大、成熟；收获稻谷后，稻谷脱掉外壳就是大米，大米蒸熟就是香喷喷的大米饭啦！

## 二、田里长出水稻

田地里的水稻又是怎么长出来的呢？让我们来看看谷粒是怎么变成水稻的吧！

首先是谷粒发芽。

接下来是把发芽的谷粒培育成绿油油的秧苗。

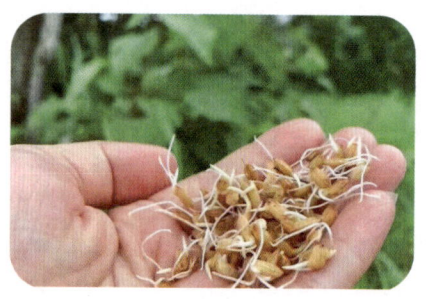

发芽的谷粒

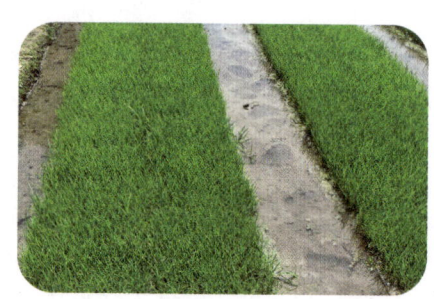

水稻秧苗

再接着，农民伯伯就会把培育好的秧苗拔起后移种到田里，这个过程称为插秧。

秧苗在田里茁壮成长，变成黄澄澄的水稻，这就到了收获水稻的日子。

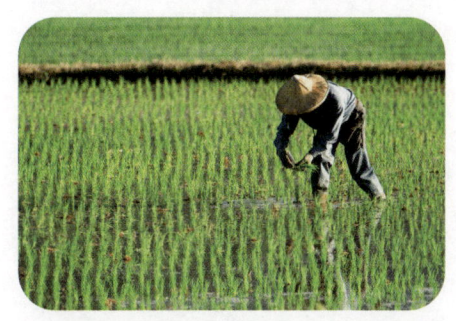
插秧

## 三、稻谷剥出米粒

稻谷经过加工，脱去外面的谷壳，变成了米粒。

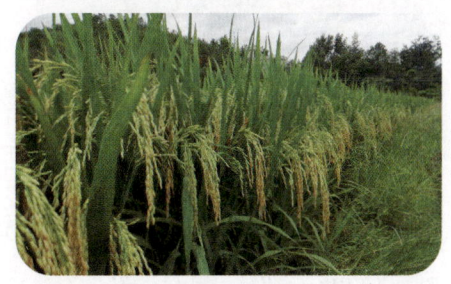
水稻收获

## 四、米粒变成大米饭

要将米粒变成我们吃的米饭就一定要经过蒸煮哦。

做米饭时，我们加入适量的水，经过蒸煮，香喷喷的大米饭就做好啦！

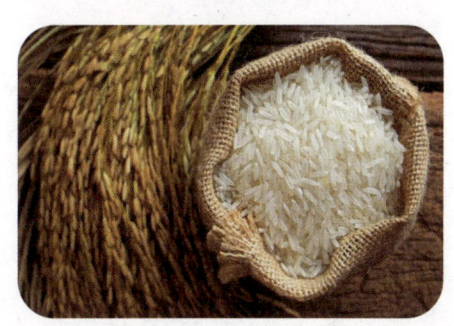
脱壳

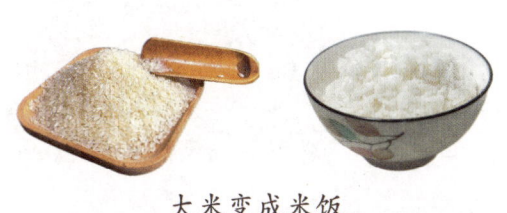
大米变成米饭

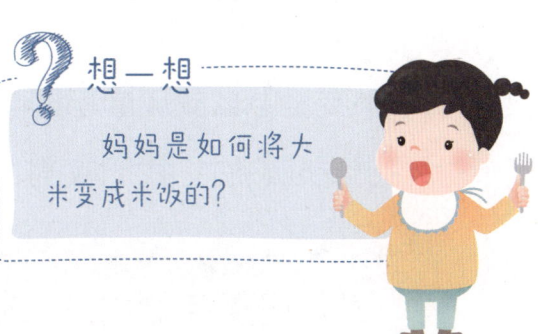

想一想

妈妈是如何将大米变成米饭的？

# 第三章
# 沉沉麦穗变面条

## 一、面条的由来

小朋友，你知道面条是怎么来的吗？

地里长出小麦，小麦脱壳成麦粒，将麦粒磨成面粉，再由面粉做成面条。

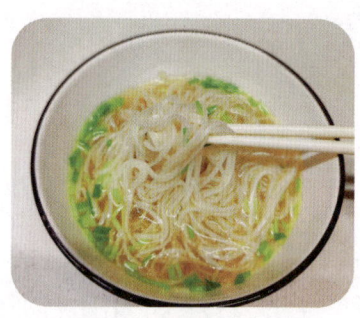

面条

## 二、地里长出小麦

你看这金灿灿的就是小麦。小麦从地里长出来，从幼苗变成麦穗，成熟后就可以收获了。

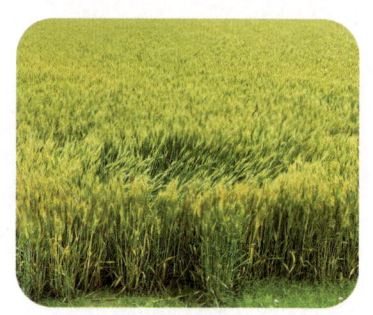

小麦

## 三、小麦磨成面粉

小麦是怎么变成面粉的呢？

小麦成熟后，我们收割、脱壳就可以得到麦粒了。

麦粒晒干后磨制成粉，就成为面粉啦。

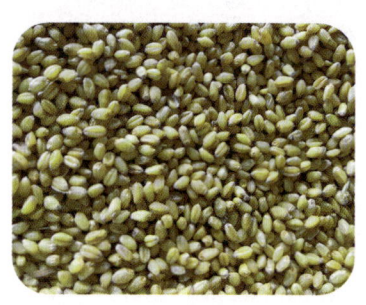

麦粒

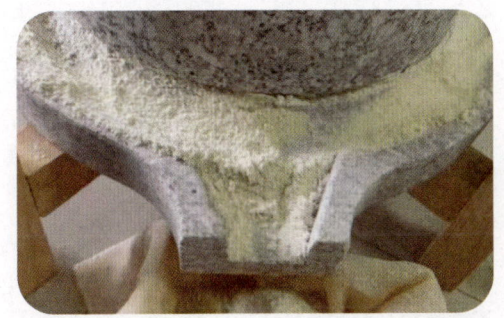 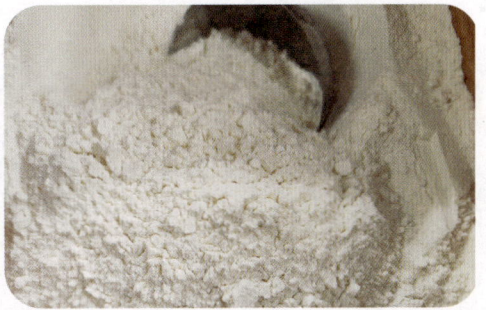

麦粒磨成面粉

## 四、面粉做成面条

面粉是怎么变成面条的呢?

首先我们在盆里加入面粉,再加入适量的水进行搅拌,反复揉和成一个大面团。

将揉和到表面光滑的面团,用工具挤压就能压出面条啦。

将压出的面条放在锅里煮熟,就成了我们吃的香喷喷的面条。

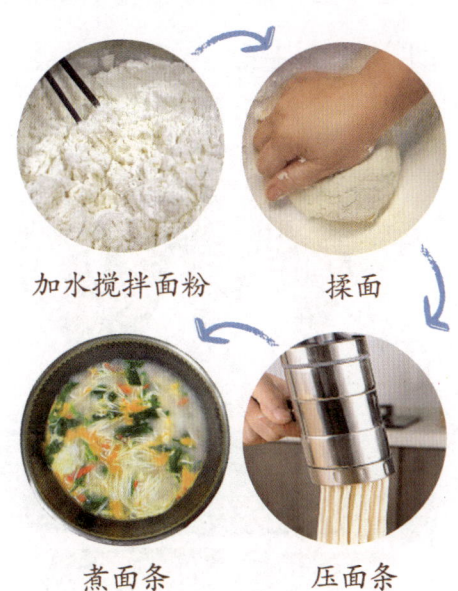

加水搅拌面粉　揉面

煮面条　压面条

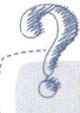 想一想

1. 面粉还可以做出哪些食物呢?
2. 面条是什么形状的?

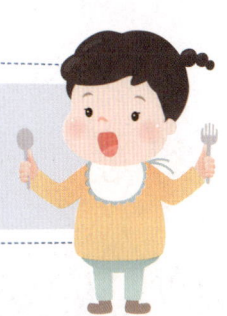

# 第四章
# 认识薯类食物

## 一、薯类食物有哪些？

薯类主要包括甘薯（如红薯和紫薯）、山药、土豆和芋类等，都可以作为主食。

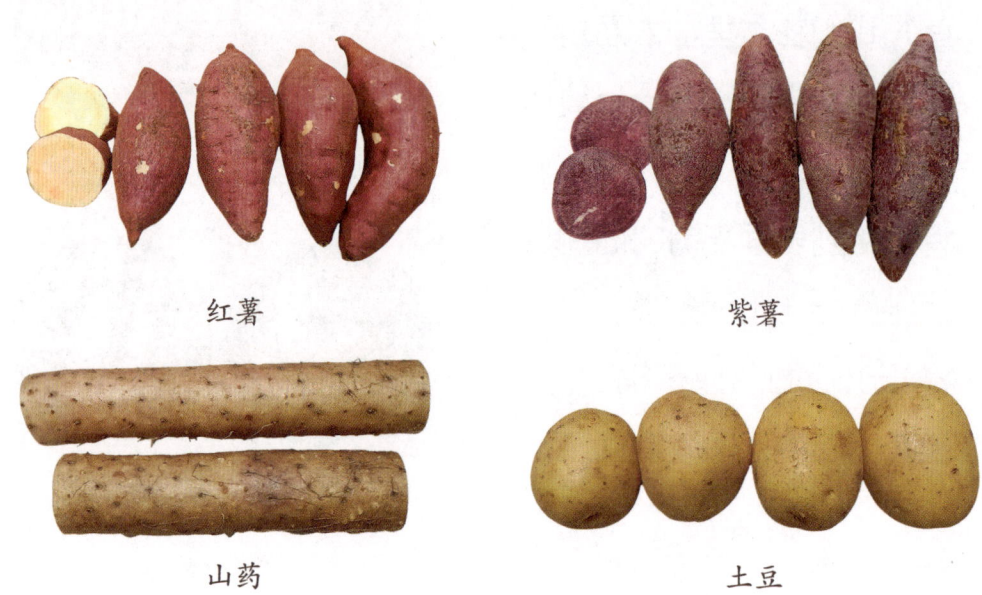

红薯　　　　　　　　　紫薯

山药　　　　　　　　　土豆

## 二、红薯

红薯可以当主食，给我们运动添能量；还可以润肠通便，保护我们的肠道健康。

红薯有多种吃法。

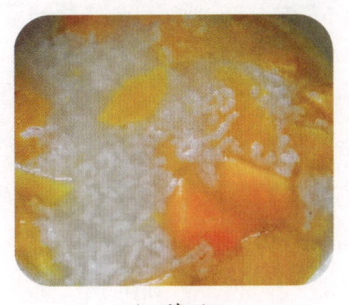
红薯粥

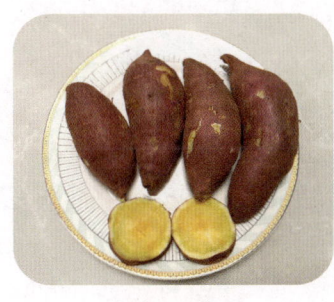
蒸红薯

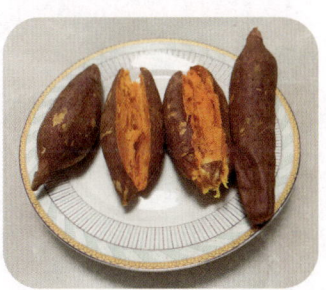
烤红薯

## 三、紫薯

紫薯也可以作为主食，有很多吃法。

紫薯中的花青素在一定程度上可以保护皮肤。

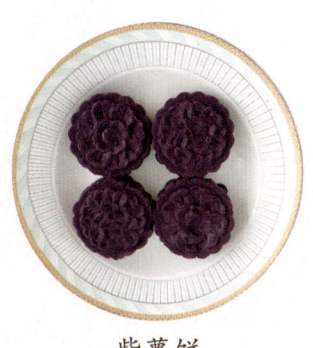
紫薯饼

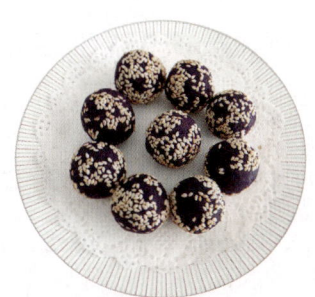
紫薯芝麻丸子

## 四、山药

山药也可以作为主食，山药还有滑滑的黏液，可以促进消化，保护我们的胃肠道。山药虽然有个"药"字，但山药不是药哦。

山药的吃法多种多样。

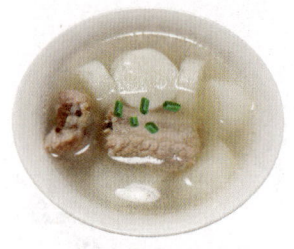 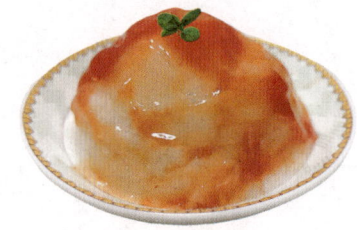 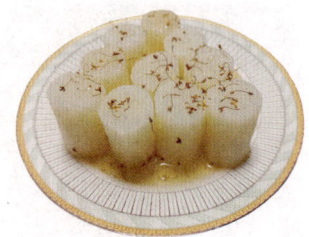

山药排骨汤　　　　　山药泥　　　　　　蜜山药

## 五、土豆

土豆虽然名字有个"豆"字，但可不是豆类！

土豆是生长在土里的食物，它长得像个黄金蛋，也称为马铃薯、地蛋、洋芋等。

土豆可以当主食。比如我们常吃的蒸土豆、土豆泥、烤土豆、土豆粉等。

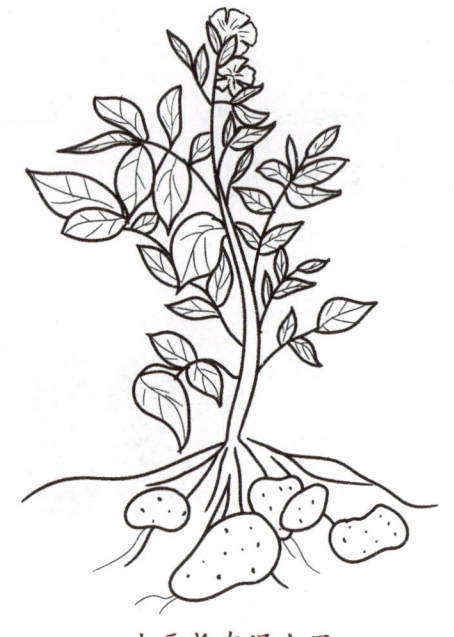

土豆长在泥土里

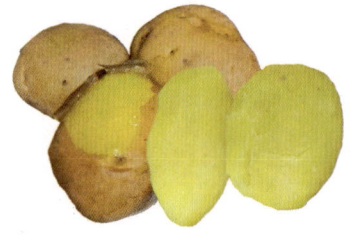 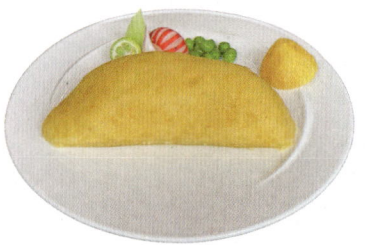

蒸土豆　　　　　　　土豆泥

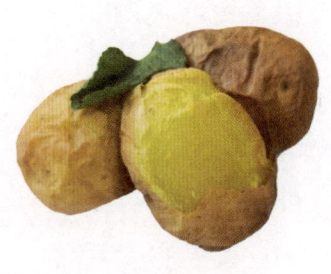
烤土豆

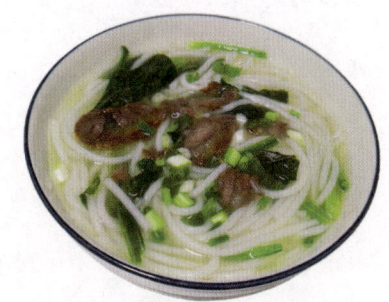
土豆粉

土豆还可以当菜吃,比如土豆炖肉、炒土豆丝等。

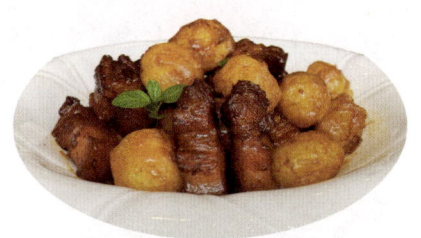
土豆炖肉

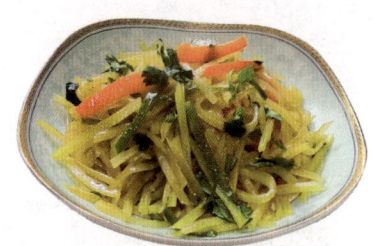
炒土豆丝

 想一想

日常生活中,你吃过的薯类食物有哪些呢?

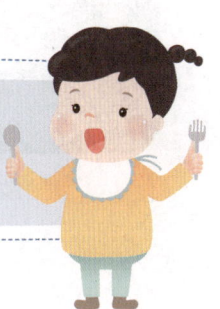

# 第五章
# 认识花生

## 一、花生

花生，会开花也会结果。落花入泥再结出种子，所以也称为"落花生"；花生营养丰富，也称为"长寿果"。

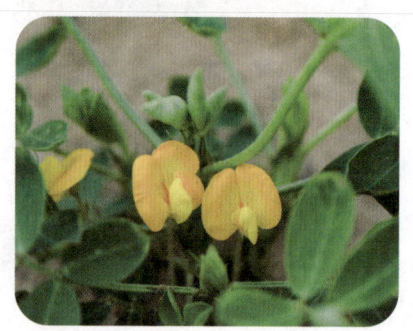
花生开花

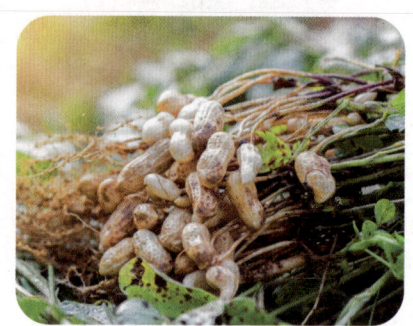
花生结果

## 二、花生"住"在果壳里

花生果实为荚果，里面并排住着两三个"好兄弟"。果壳内的种子称为花生米或花生仁，外层穿着"红外衣"，剥掉后是白色的花生仁。

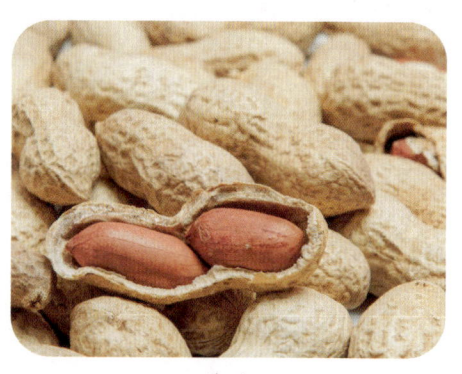
花生

## 三、花生油

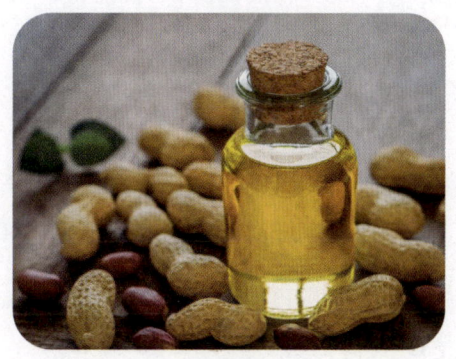

花生油

花生炒熟后吃起来非常香,是因为花生含油脂多。所以花生也可以用来榨油哦,花生油是家里常用的食用油。

## 四、花生是坚果

花生有坚硬的外壳,是一种好吃又营养的坚果类食物,含有丰富的油脂和蛋白质。但也正因为含油脂多,吃得太多会难消化,甚至变成小胖子。小朋友们吃花生可不要贪多哦!

 猜一猜

麻屋子,红帐子,里面住个白胖子。
小朋友们猜猜是什么?

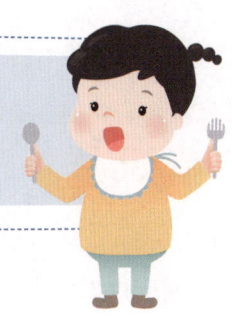

# 第六章
# 认识常见豆类

## 一、豆子家族的聚会

豆类是一个大家族，里面有许许多多颜色、形状、大小不一的成员。主要包括大豆、杂豆和豆类蔬菜。

豆类蔬菜，也称为豆荚类蔬菜，一颗颗整齐的豆子排列在豆荚里。

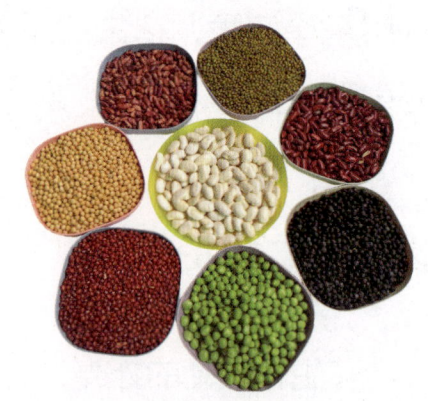

大豆和杂豆

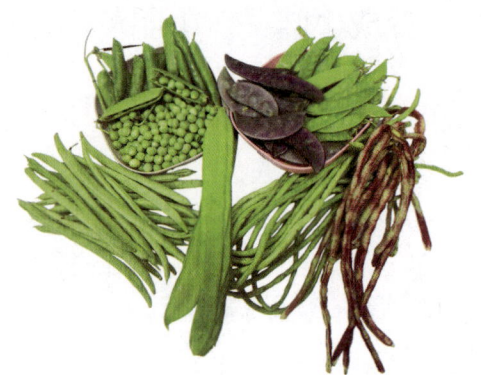

豆类蔬菜

## 二、大豆"三兄弟"

大豆主要有三种，分别为黄豆、青豆和黑豆。

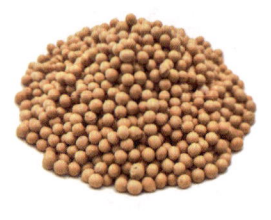 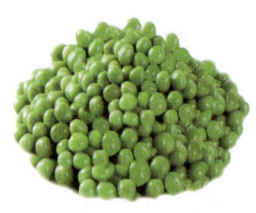 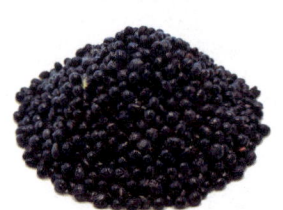

黄豆　　　　　青豆　　　　　黑豆

大豆"三兄弟"虽然皮肤颜色不同，但营养价值相似，都含有丰富的蛋白质。

## 三、红豆、绿豆都是杂豆

除了大豆，剩下的豆类都是杂豆，如红豆、绿豆、芸豆、蚕豆等，它们的颜色和形态各不相同。

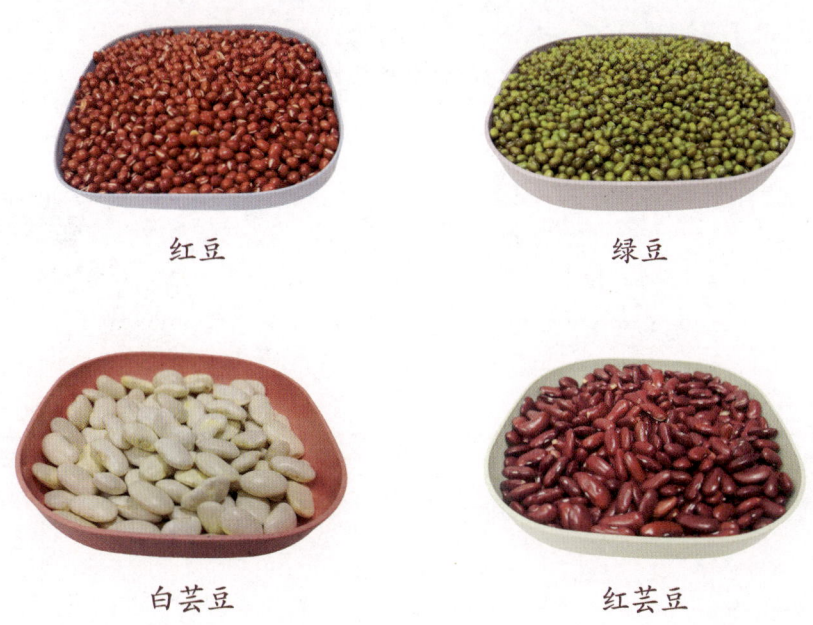

红豆　　　　　　　　　　绿豆

白芸豆　　　　　　　　　红芸豆

## 四、豆类食物营养多

豆类营养丰富，含优质蛋白质，对小朋友们的大脑发育和身体生长有许多益处。豆类要煮熟吃，并且一次不宜食用过多，否则会胀肚子。大豆可以加工成豆浆、豆腐、豆干、腐竹等，这些食物也称为豆制品。

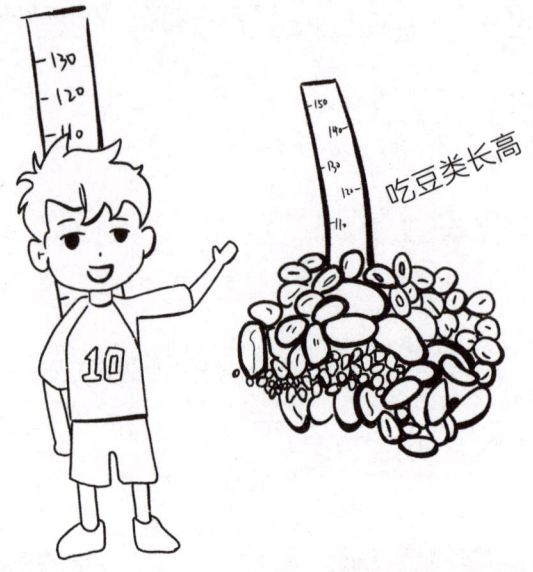

常吃豆类身体棒

 想一想

1. 豆浆、豆腐、豆干、腐竹常用哪种豆来做?
2. 大豆"三兄弟"(黄豆、青豆、黑豆)有什么不同?

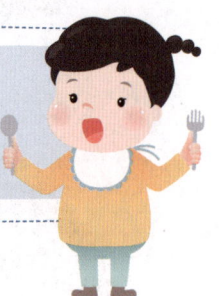

第七章
# 鸡蛋牛奶天天见

## 一、你吃过的蛋类有哪些？

蛋类有鸡蛋、鸭蛋、鹌鹑蛋等。小朋友们，你吃过的蛋类有哪些呢？一起去认识它们吧！

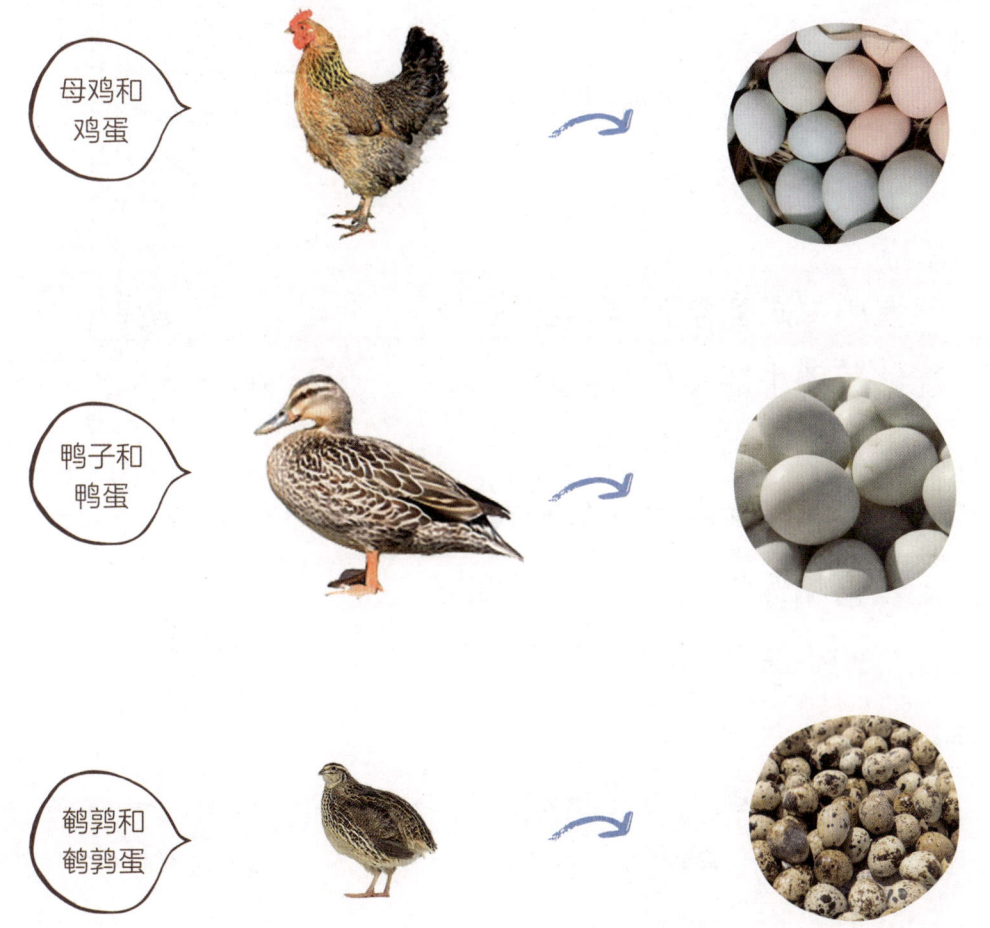

## 二、你都喝过哪些奶？

小朋友们，你们都喝过什么奶呢？生活中最常见的是牛奶和羊奶。

牛奶中含有丰富的蛋白质和钙，而且容易被人体吸收，每天喝牛奶有助于小朋友长个子哦。

羊奶、水牛奶、牦牛奶、骆驼奶等动物奶中也含有丰富的蛋白质和钙。喝奶也可以选择其他动物奶。

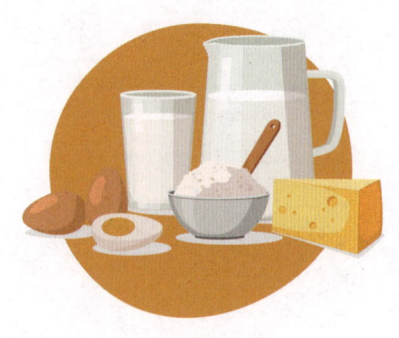

## 三、吃鸡蛋、喝牛奶有哪些好处？

鸡蛋和牛奶都含有丰富的蛋白质，能够帮助小朋友们长肌肉、增强体质，提高抵抗疾病的能力。

鸡蛋里的卵磷脂和叶黄素有助于大脑发育和保护视力，牛奶里的钙可以帮助小朋友们的骨骼和牙齿发育。

每天一个鸡蛋、一杯牛奶，帮助小朋友更聪明、亮眼睛、长个子。

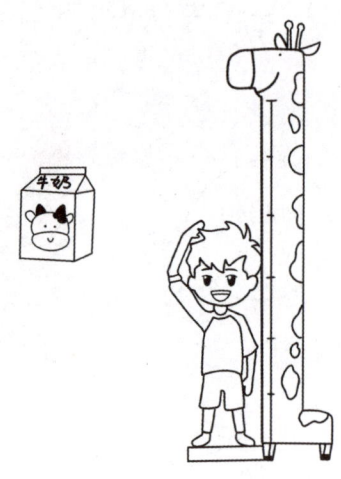

喝奶长个子

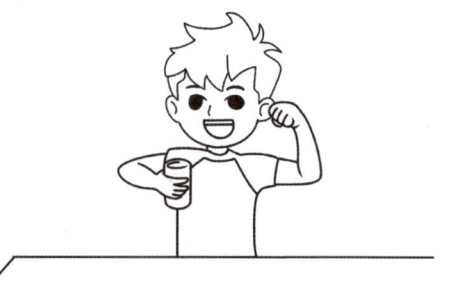

喝奶增强体质

## 四、鸡蛋要煮熟，牛奶要新鲜

平时吃鸡蛋一定要煮熟，因为没有煮熟的鸡蛋有细菌，容易使人拉肚子。

牛奶有冷藏奶和常温奶，打开后都要尽快喝完，没喝完的要放进冰箱冷藏，不然也会滋生细菌，让牛奶变质哟。

 想一想

1. 你每天吃的蛋都有哪些做法？
2. 喝奶对我们的身体有什么好处？

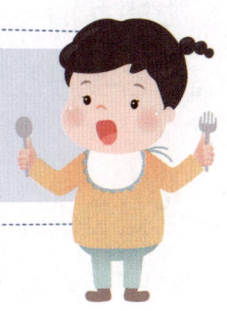

# 第八章
# 瓜果蔬菜好朋友

## 一、你吃过哪几种瓜呢？

小朋友们，在生活中我们经常看到各种颜色的瓜类，你能叫出它们的名字吗？

这是西瓜，绿衣红心脆沙沙，夏日凉爽都靠它。

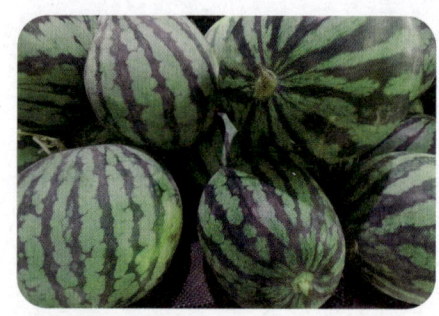

这是哈密瓜，切开就像黄金船，香甜奶味惹人爱。

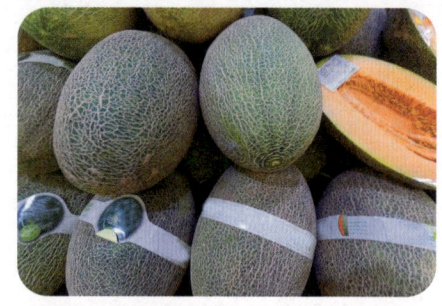

这是南瓜，里面的子多又大，扁扁圆圆的。

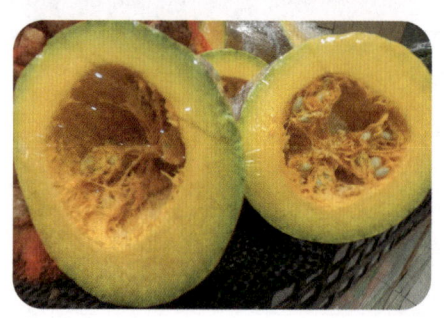

这是甜瓜，吃起来甘甜，闻起来清香，形状有椭圆有圆，还有的像梨，也称梨瓜、香瓜。

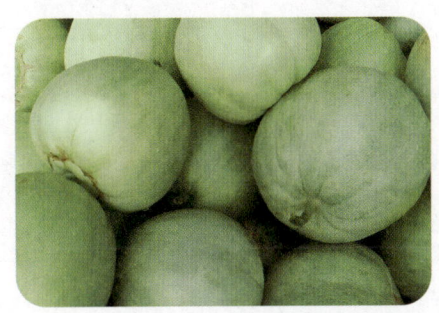

## 二、你吃过哪些果子？

小朋友们，在生活中我们经常看到各种颜色的果子，你能叫出它们的名字吗？

这是苹果，果皮有红也有黄，圆圆的身子俏模样。

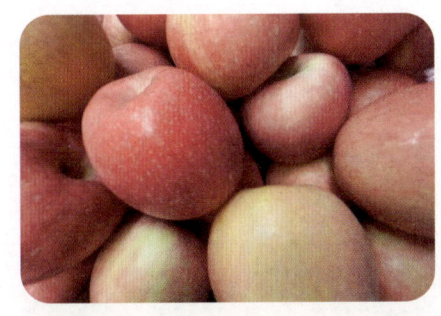

这是梨子，身像铜锤，头顶铁把，轻咬一口，汁水满嘴。

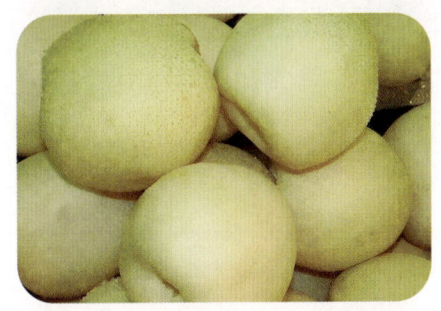

这是桃子，肉嘟嘟的脸蛋长满毛，尖尖的嘴巴向上翘。

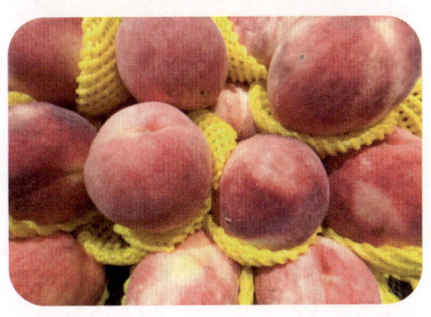

## 三、你吃过哪些蔬菜？

我们经常看见各种蔬菜，有的带着长长的叶子，有的带着坚硬的根茎，有的一颗颗、一粒粒，还有的像一把小伞，你能认出它们吗？

这些是绿叶蔬菜，不同形状的叶子就像人们不同的发型。

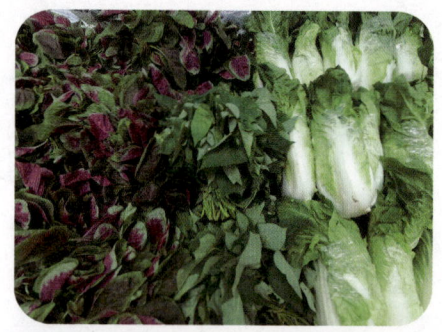

这些是根菜，硬硬的身体里藏着许多营养。

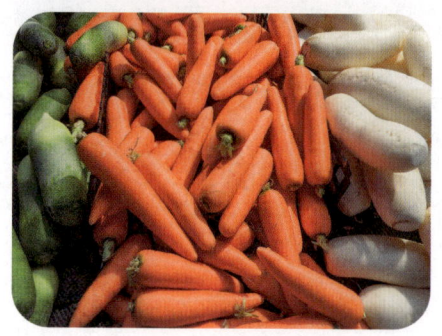

这些是各种各样的蘑菇，头顶的小伞是它们的秘密武器。

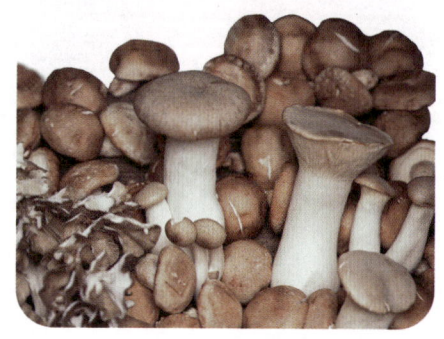

## 四、瓜果蔬菜好处多

瓜果蔬菜营养丰富，吃了聪明又可爱！

瓜果蔬菜维生素多,吃了脸蛋红润有光泽!

瓜果蔬菜纤维多,吃了帮助我们顺利排便!

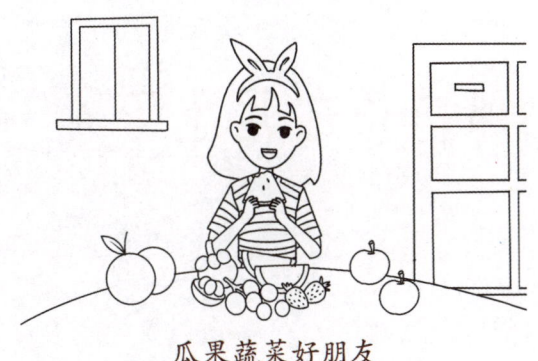

瓜果蔬菜好朋友

## 儿歌
### 瓜果蔬菜好朋友

小朋友,要记牢,
瓜果蔬菜营养好。
不挑食,不浪费,
各色种类尝一尝。
儿童成长好朋友,
我们可爱又健康。

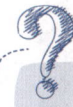 想一想

1. 小朋友,你们最喜欢吃哪些瓜果蔬菜呢?
2. 今天你吃了几种瓜果蔬菜?

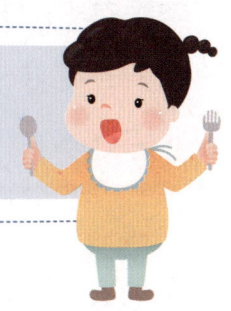

# 第九章
# 哪些长在泥土下？

## 一、你知道哪些食物藏在泥土下吗？

泥土下的食物，是大地"母亲"埋起来的食物宝藏。小朋友们熟悉的红薯、土豆和花生，都生长在泥土下，你知道还有哪些吗？让我们一起来看看吧！

这是山药，小朋友们可别轻易地触碰，否则可能会引起你的皮肤发红、发痒哦。

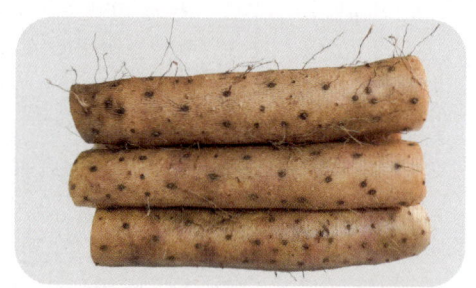

这是萝卜，有橙色、绿色或白色的。冬吃萝卜、夏吃姜，常吃萝卜好处多！

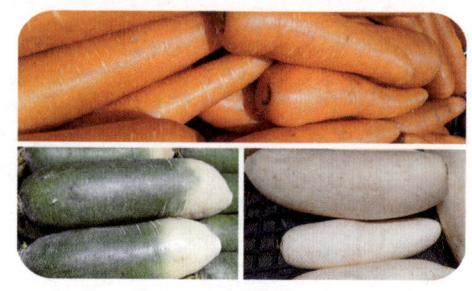

这是芋头，表皮有细毛，剥开黏黏的，粘到皮肤会痒哦。煮熟后美味可口，既可当蔬菜，也可当主食。

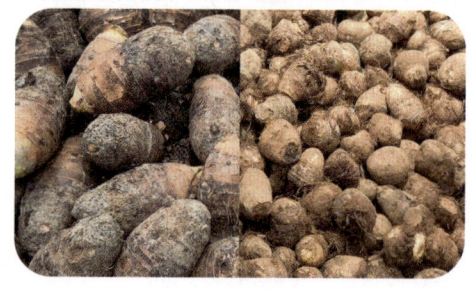

这是莲藕，鲜脆甘甜。可生食也可煮食，有特别的清香。

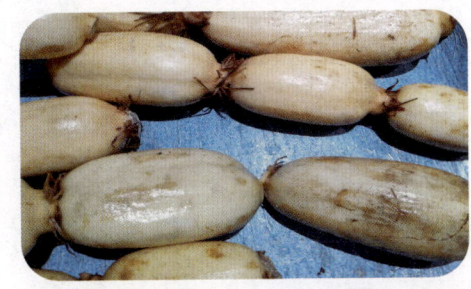

"不是葱不是蒜，一层一层切开看，长得比葱矮，剥开不分瓣。"说的就是我——洋葱。

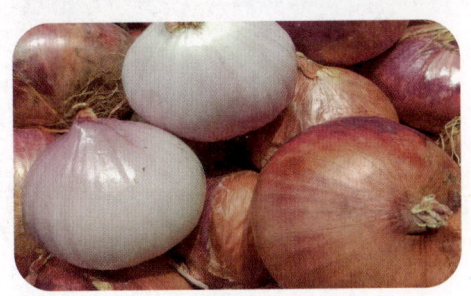

一个"黄妈妈"，味道有点辣，越老越厉害，做菜常用它。说的就是我——生姜。

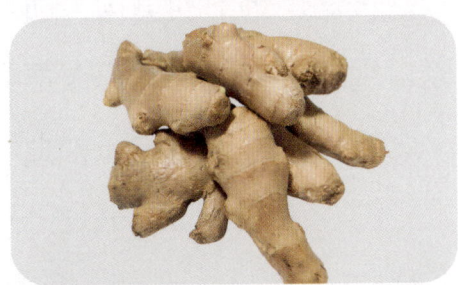

这是大蒜，生吃有点辣，煮熟软绵绵。调味不可缺，去腥又增鲜。

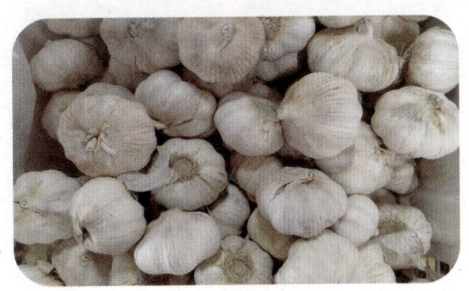

## 二、泥土下的主食

生长在泥土下的薯类能作为主食，因为它们含有丰富的淀粉，能填饱肚子，比如小朋友们爱吃的土豆和红薯。

## 三、长在泥土下的蔬菜

　　生长在泥土下的也有蔬菜，比如洋葱、萝卜、莲藕等，它们淀粉含量少，水分多，是我们常吃的蔬菜。莲藕有可爱的孔洞，虽然长在池塘的淤泥里，看起来脏兮兮，切开后却是洁白无瑕，一尘不染。

## 四、长在泥土下的大多是根茎类食物

　　生长在泥土下的食物，通常看起来呈现块状，是植物膨大并且可以食用的根或茎，统称根茎类食物，也称块根、块茎。但也有例外，比如花生可是埋藏在泥土下的果实呢！

> **? 想一想**
>
> 　　1. 小朋友们，快来告诉爸爸妈妈，你都见过哪些长在泥土下的食物吧！
> 　　2. 土豆、黄瓜、萝卜、苦瓜、玉米、莲藕等食物，哪些是长在泥土下的？请小朋友们来区分。

第十章

# 哪些长在泥土上：
# 茎叶花瓜果类食物

## 一、你认识哪些长在泥土上的食物？

小朋友们，你们认识下面这些食物吗？它们都长在泥土上。

这是大白菜，碧绿的菜叶，洁白的菜梗，叶子有皱缩，叶片上还有细小的绒毛。一片一片紧紧抱住，看起来一头大一头小。

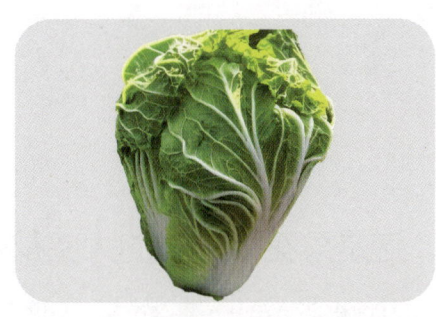

这是油麦菜，是尖叶莴苣的叶子，叶片像一把长长的宝剑，色泽青绿，吃起来非常脆嫩。

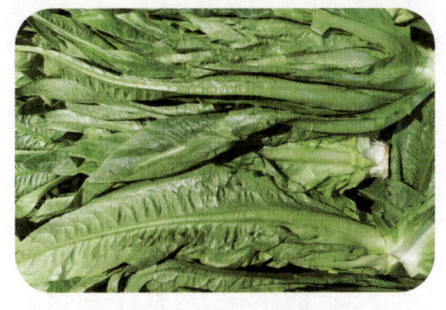

这是生菜，叶子翠绿，到叶柄处颜色变浅。最大的特点是可以生吃，脆嫩爽口，还有微甜味。

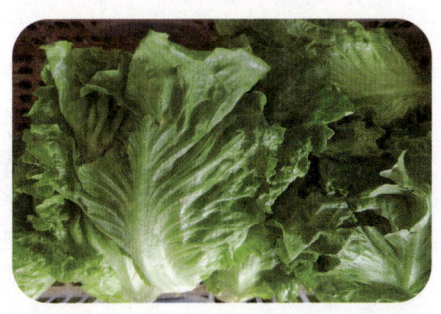

这是菠菜，根红茎绿，好似"红嘴绿鹦哥"，色泽翠绿，鲜嫩多汁，清脆爽口。

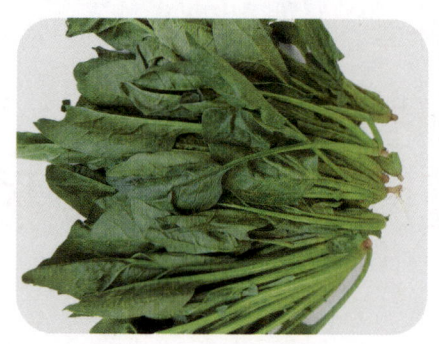

这是韭菜，具有特殊、强烈的气味，叶片狭长，好似麦苗，也像小草。

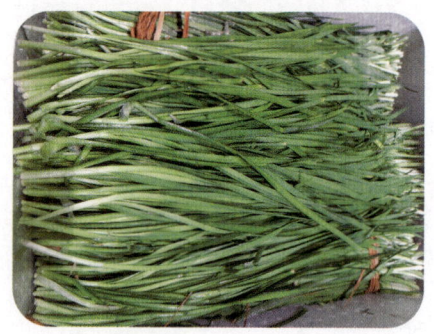

这是菜花，圆圆的大头都是花，小小的绿叶来衬托。咬一口，满嘴花，味道好，人人夸。

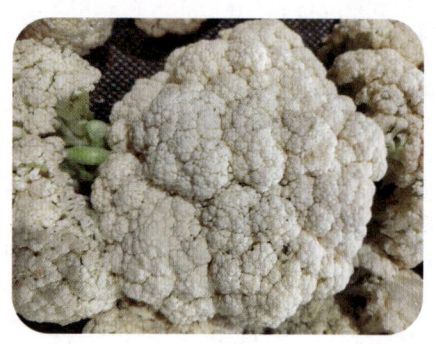

## 二、多数蔬菜都长在泥土上

我们日常食用的蔬菜大多数都长在泥土上，除了上面列举的茎叶花类蔬菜，还有瓜果类蔬菜。

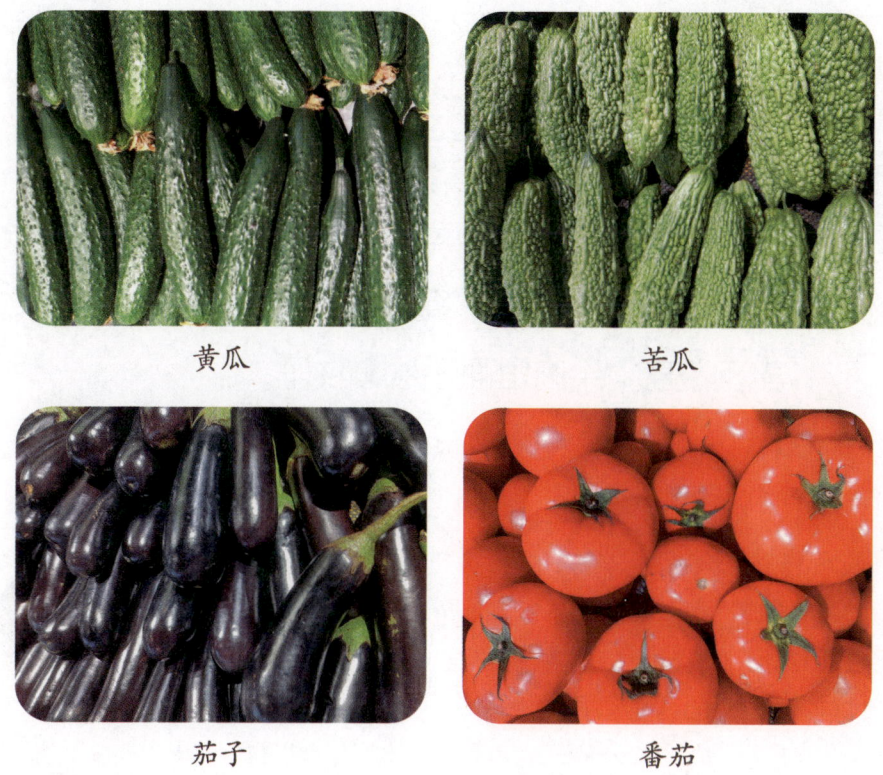

| 黄瓜 | 苦瓜 |
| 茄子 | 番茄 |

## 三、茎叶花瓜果类食物长在泥土上

茎叶花类，还有瓜果类食物都长在泥土上。

**茎类** 这类食物茎上生有枝、叶，顶端有顶芽，侧面生有侧芽的特征，如莴苣、芦笋等。

**叶类** 这类食物我们主要吃它的叶子，有的叶片大若脸，有的叶片圆如月，有的叶片长似剑。如大白菜、小白菜、芫荽、芥菜、菠菜、芹菜和韭菜等。

| 花类 | 常见的花类食物是菜花和西蓝花，这类食物常常有肥大的花茎或花球。 |

| 瓜果类 | 常见的瓜果类食物有南瓜、黄瓜、苦瓜、冬瓜、西瓜、茄子、番茄、樱桃、葡萄、苹果等，它们大多数都有表皮覆盖，果肉里面还藏有种子。 |

**？想一想**

小朋友们，想一想，你最爱吃哪些长在泥土上的叶类蔬菜呢？

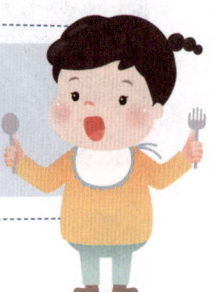

# 第十一章
# 哪些食物地上走：畜禽肉类食物

## 一、畜肉来自四条腿的动物

什么是畜肉呢？

畜是家养驯化的四条腿动物，也称为家畜，如猪、牛、羊，猪肉、牛肉、羊肉都是畜肉。

猪是最常见的家畜，它们的肉是猪肉。

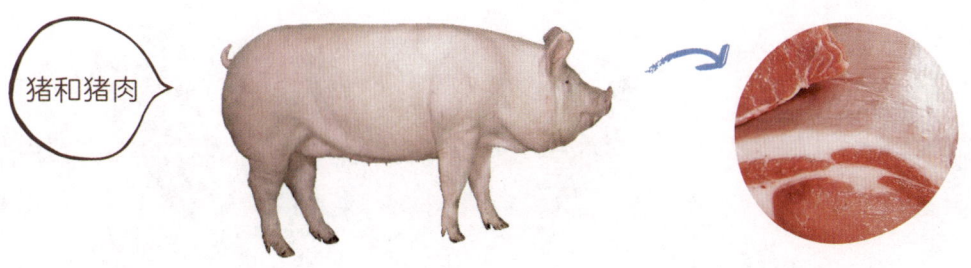

猪和猪肉

羊有山羊和绵羊等，它们的肉是羊肉。

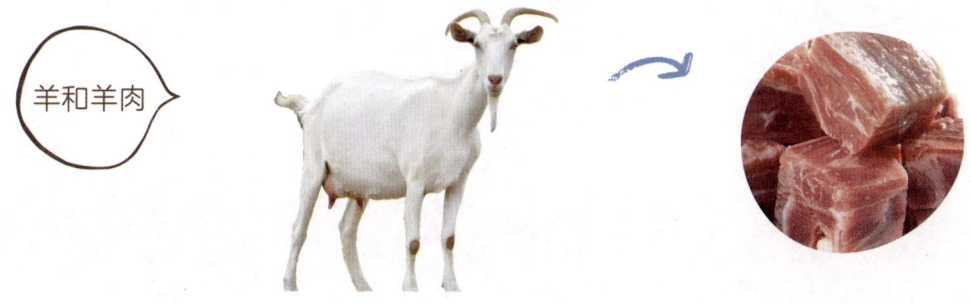

羊和羊肉

牛有水牛、黄牛和牦牛等，它们的肉是牛肉。

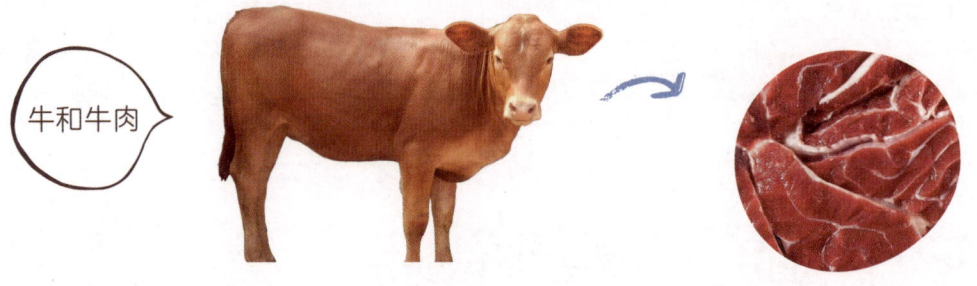

牛和牛肉

## 二、禽肉来自两条腿的动物

禽是两条腿的动物，如鸡、鸭、鹅、肉鸽、鹌鹑等。它们的肉是禽肉，生下的蛋是禽蛋。

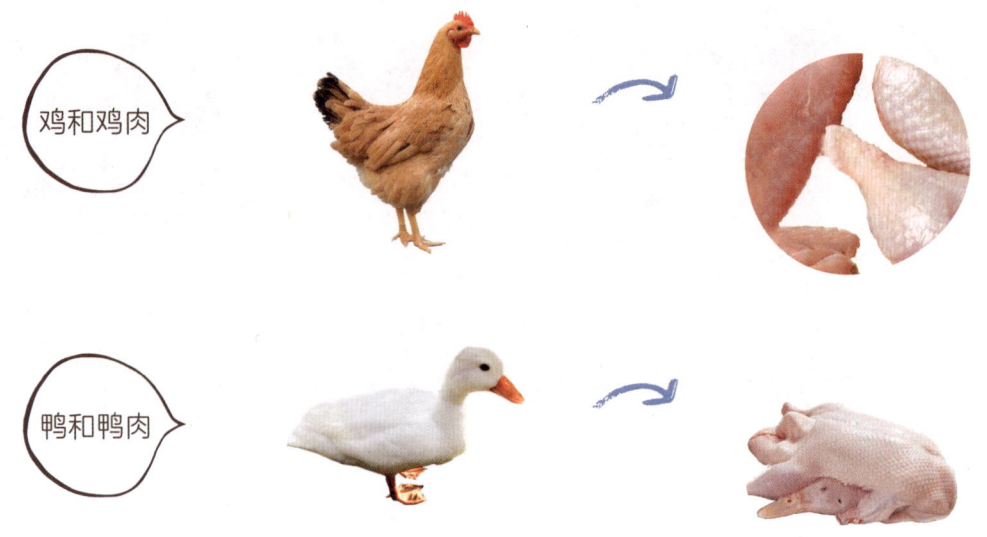

鸡和鸡肉

鸭和鸭肉

## 三、吃畜肉有哪些好处？

畜肉含有丰富的蛋白质，可以帮助小朋友们长肌肉。常吃畜肉能够帮助小朋友增强体质，让身体更加强壮。

## 四、吃禽肉有哪些好处？

禽肉与畜肉一样，有丰富的蛋白质，禽肉比畜肉更鲜嫩、更易消化，有助于小朋友的生长发育。

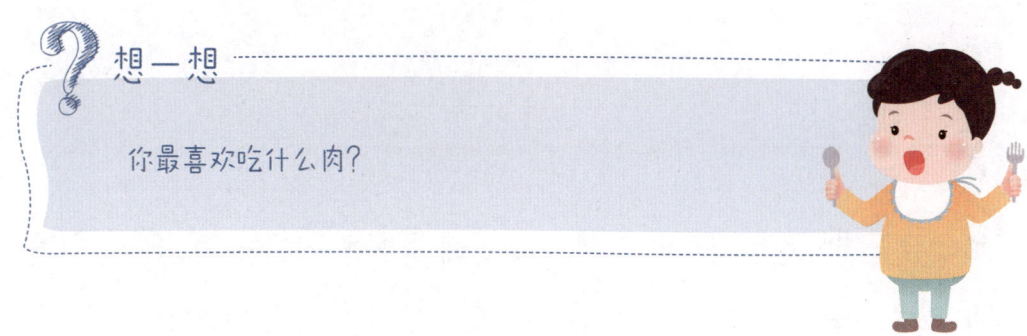

想一想

你最喜欢吃什么肉？

# 第十二章
# 哪些食物水里游:水产类食物

水产类食物指的是水里游的鱼、虾、贝类等食物,每周吃2次水里游的食物,可以让小朋友长得聪明、健康又强壮。

## 一、鱼类

鱼类是最常见的水产类食物,鱼类有淡水鱼和海水鱼之分。鱼身上的肌肉就是鱼肉,含有丰富的蛋白质。鱼肉比畜肉和禽肉更细嫩、更鲜美。

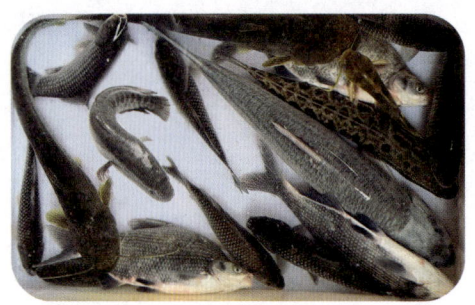

淡水鱼

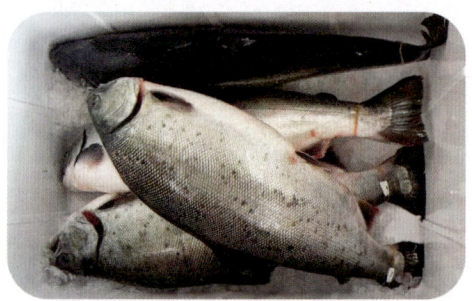

海水鱼

## 二、虾类

虾肉提供丰富的优质蛋白质,多吃虾长肌肉。

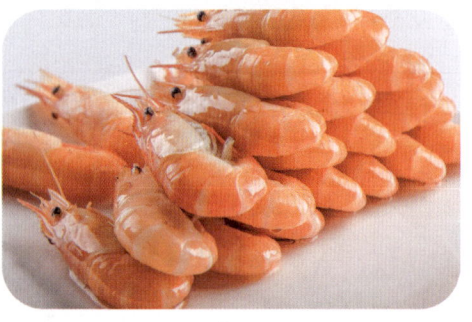

虾

## 三、贝类

贝类都有坚硬的外壳保护，是软体动物中的一类。剥开贝壳是鲜嫩的贝肉。

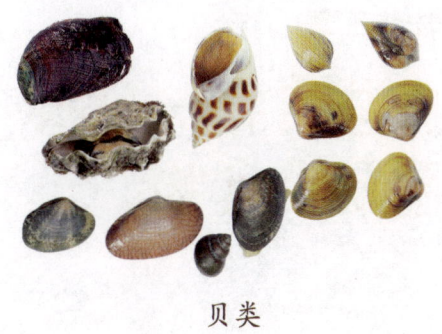

贝类

## 四、水产类食物的好处

水产类食物富含优质蛋白质，可以帮助我们强壮身体、增强免疫力。多吃海鱼还能促进大脑发育，保护视力。很多贝类食物还含有丰富的锌元素，可以让小朋友们胃口好，吃饭香，身体棒！

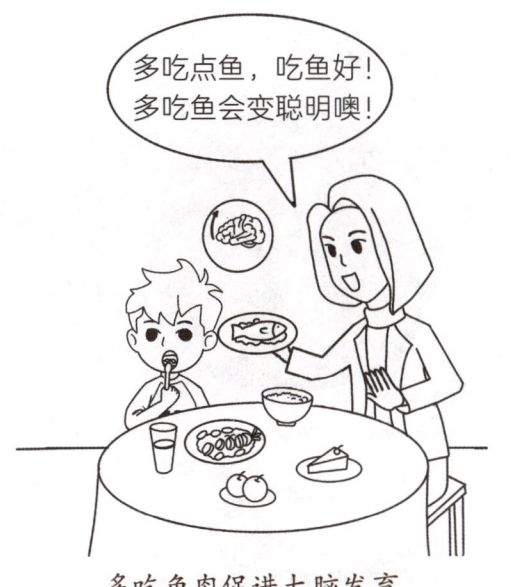

多吃鱼肉促进大脑发育

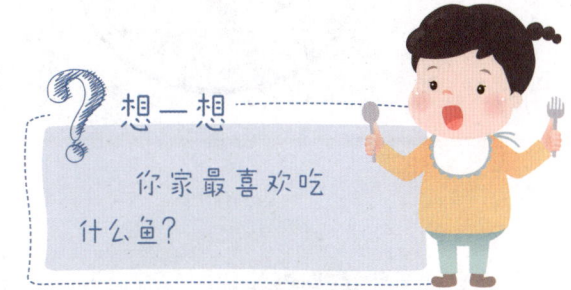

想一想

你家最喜欢吃什么鱼？

## 第十三章
# 哪些食物一只脚: 菌菇类食物

## 一、菌菇类食物

菌菇一般长在潮湿的山林里,它们撑起一把小伞,一只脚就能站起来,营养丰富、鲜美可口,但小朋友们一定要记住,野生蘑菇千万不能吃哦!

菌菇类食物是健康饮食必不可少的食材之一。下面就让我们来认识一下各种各样的菌菇吧。如下图的白蘑菇,也称为双孢蘑菇,还有平菇、海鲜菇、杏鲍菇、羊肚菌、松茸菌等。

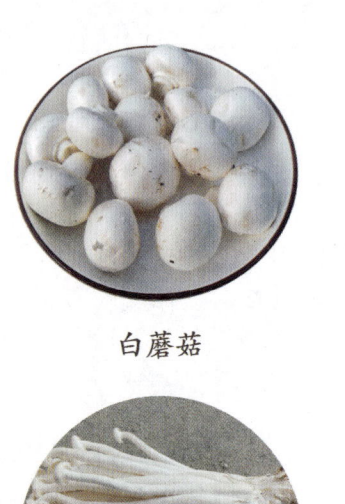
白蘑菇

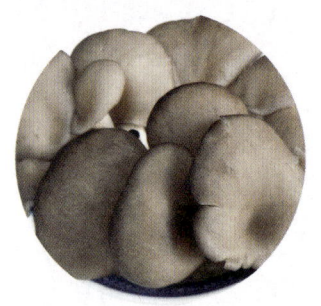
平菇

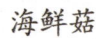
海鲜菇

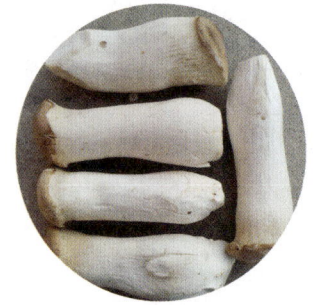
杏鲍菇

第一篇　食物认知及习惯养成

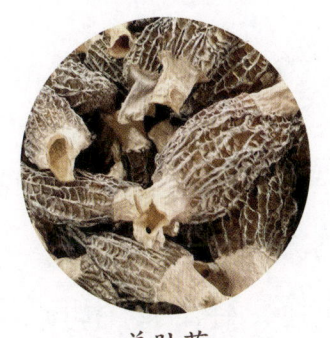
羊肚菌

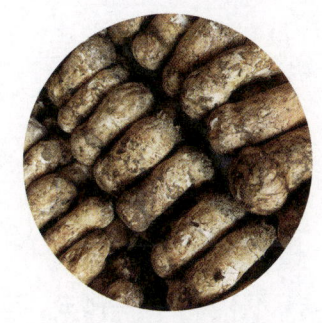
松茸菌

## 二、认识香菇

香菇有一个大大的伞盖，小小的伞柄，有的香菇伞上还有漂亮的花纹，也称为花菇。吃香菇可以保护小朋友的健康哦。

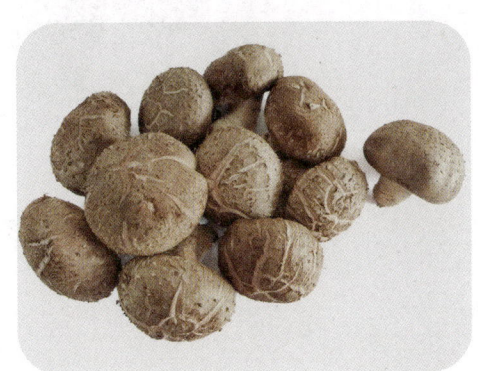
香菇

## 三、认识金针菇

金针菇有着纤细的身体，一眼看去像针一样细长，不能独自站立，喜欢簇拥在一起，颜色洁白微泛黄，所以称为金针菇。吃金针菇好处多多，它可以帮助小朋友润肠通便。

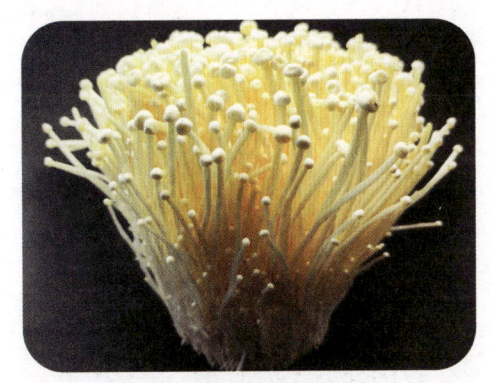
金针菇

## 四、认识猴头菇

猴头菇素有"山珍猴头、海味燕窝"之称,形状就像小猴子的脑袋,上面还有茸毛,所以称为猴头菇。

猴头菇不仅样子奇特,而且营养丰富,经常食用可以保护胃肠健康。

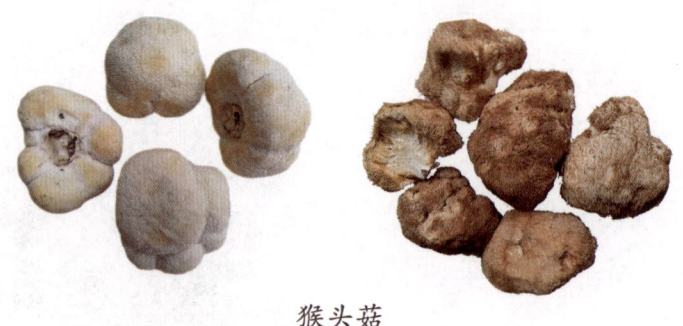

猴头菇

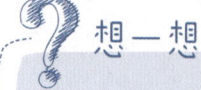 想一想

你最喜欢吃的菌菇类食物有哪些?

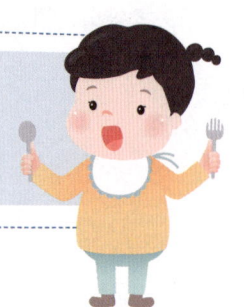

# 第十四章
# 多样食物对对碰

## 一、我碗里的主食有哪些？

主食是指餐桌上的主要食物，如大米、白面、玉米和薯类等。让我们来想一想，常吃的主食还有哪些？

## 二、我爱吃的肉有哪些？

肉类主要为人体提供丰富的蛋白质，可以让我们长身体，变聪明。常见的有猪肉、牛肉、羊肉等。

看看下面有没有你爱吃的肉呢？

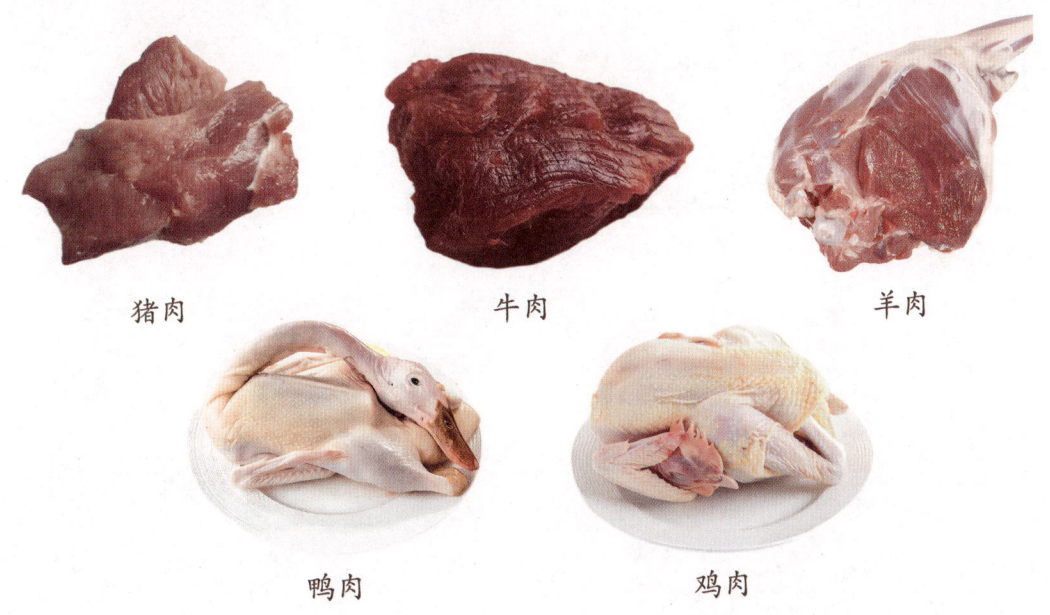

猪肉　　　　牛肉　　　　羊肉

鸭肉　　　　鸡肉

## 三、我爱吃的果蔬蛋奶有哪些？

### （一）果蔬，是水果和蔬菜的总称

果蔬是我们每天必不可少的食物。如果常常不吃水果和蔬菜，可能会出现嘴巴烂、流鼻血、大便干的情况，还容易生病。

### （二）蛋奶类

蛋类是人类重要的食物之一，常见的有鸡蛋、鸭蛋、鹅蛋、鹌鹑蛋等。蛋类营养丰富，几乎含有人体所需要的各种营养素。

奶类主要包括牛奶、羊奶以及用它们做成的酸奶、奶酪、奶豆腐等乳制品。牛奶中的钙容易被人体吸收，是我们补钙的良好食物来源，可以帮助我们强健骨骼和牙齿、长个子。

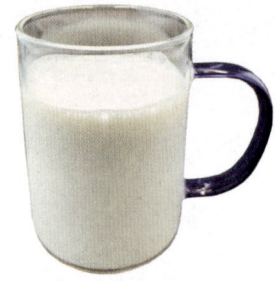
牛奶

## 四、我认识各种各样的食物

我们身体需要多种营养，这些营养藏在不同的食物里，所以各种食物都要吃。

看一看，认一认：

照片里有哪些食物？

第一篇 食物认知及习惯养成

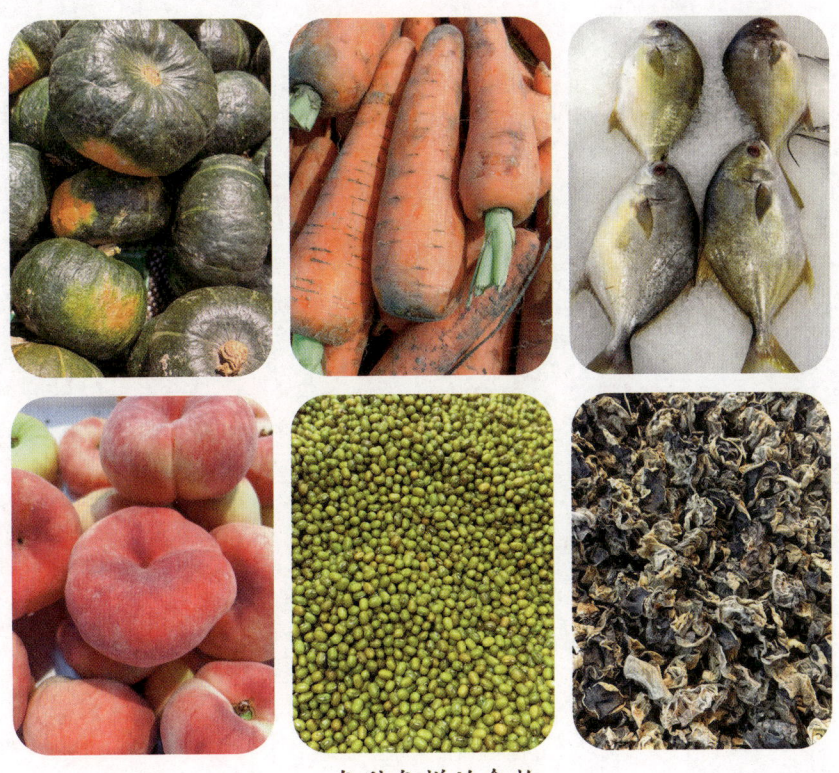

各种各样的食物

**? 想一想，说一说**

小朋友，你今天吃了哪些食物？

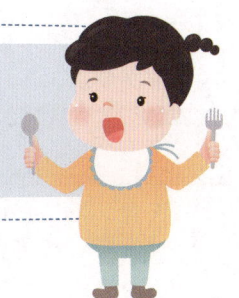

# 第二篇
# 食物大变身

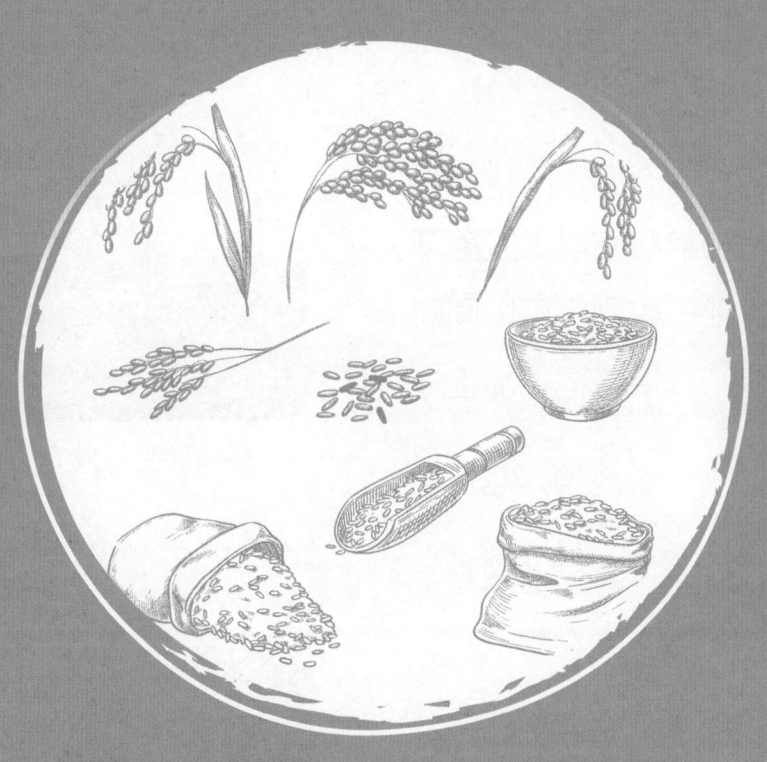

# 第一章
# 水稻的变身

距今7000多年前,我们的祖先就吃上了稻米。直到今天,水稻依旧是我们主要的粮食作物之一。那么,水稻是怎么变成白白的大米饭的呢?主要经过以下五个步骤。

## 一、收割

稻谷成熟后,要进行收割,收割后再将稻粒从秸秆上脱落下来。现代农业的收割机可以同时完成这两步,直接将稻谷加工成稻粒。

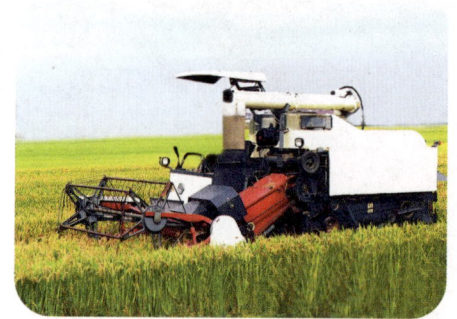

现代农业收割机"打谷"

## 二、晒谷

稻粒里面含有大量的水分,如果不及时晒干,会发芽或者发霉的哦!所以要及时对稻粒进行晾晒。

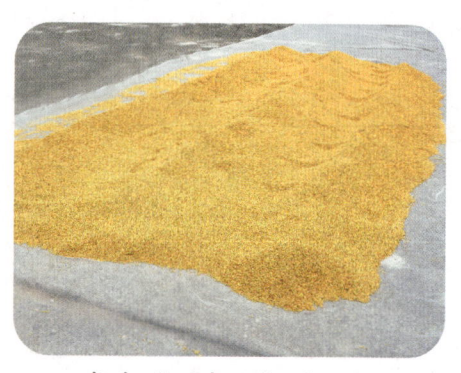

享受"日光浴"的稻粒

## 三、脱壳

稻粒放进碾米机内,使米粒与谷壳分离,这样脱掉壳的米粒称为糙米,糙米表面披着一层淡黄色的衣服。可别小看这层衣服,它富含B族维生素和膳食纤维,营养可丰富了。

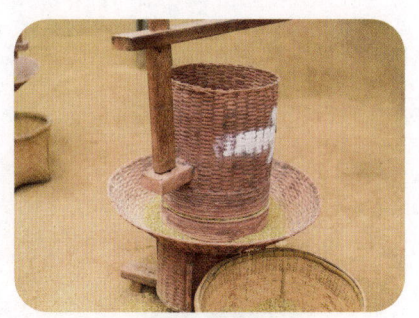

传统的碾米机

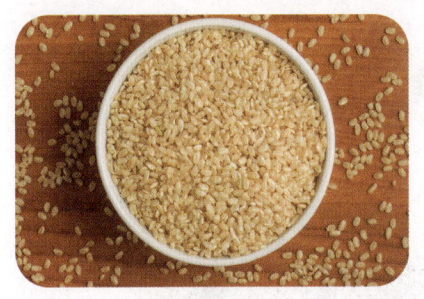

糙米

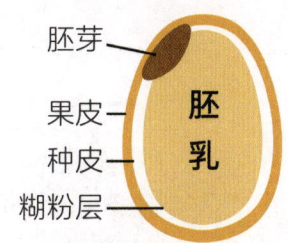

糙米的内部结构

## 四、精加工

由于糙米口感粗糙,所以需要进行精加工,经过机器打磨,去掉粗糙的外衣,就变成了雪白的大米。

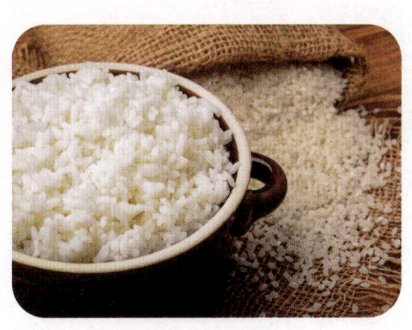

精加工后的大米

## 五、煮饭

大米放进电饭煲,加一倍的水,经过蒸煮,大米吸收水分,就变成了香喷喷的米饭。

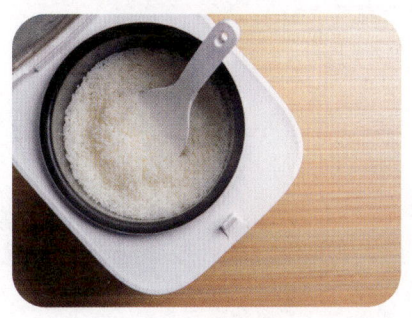

电饭煲煮饭

## 连一连

现在,请大家对照前面讲解的内容,把下面几幅图按稻谷变成大米的顺序用连线连起来。

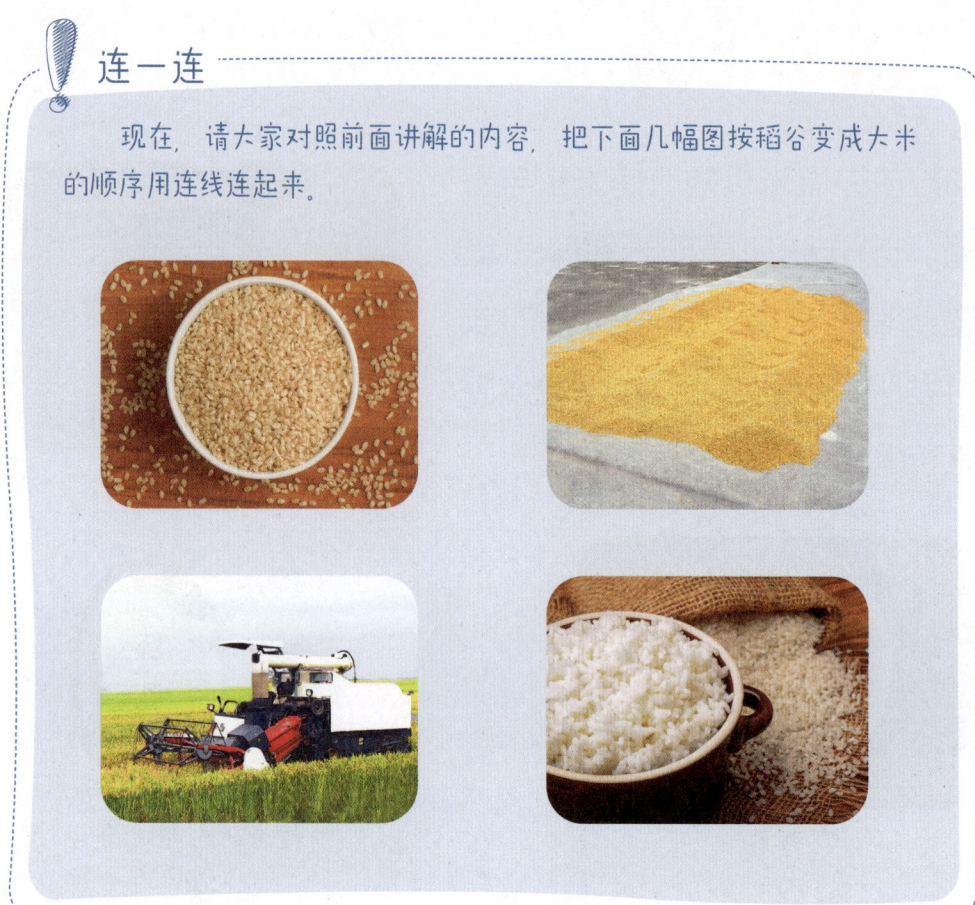

## 第二章
# 小麦的变身

小麦是人类的主食之一,在地里生长为成熟的麦穗,沉甸甸的麦穗黄澄澄、金灿灿,像小姑娘的辫子,压弯了麦秆的腰。那么,麦穗是怎么变成面粉的呢?

小麦成长要经历发芽、拔节、抽穗、开花到青小麦五个阶段。

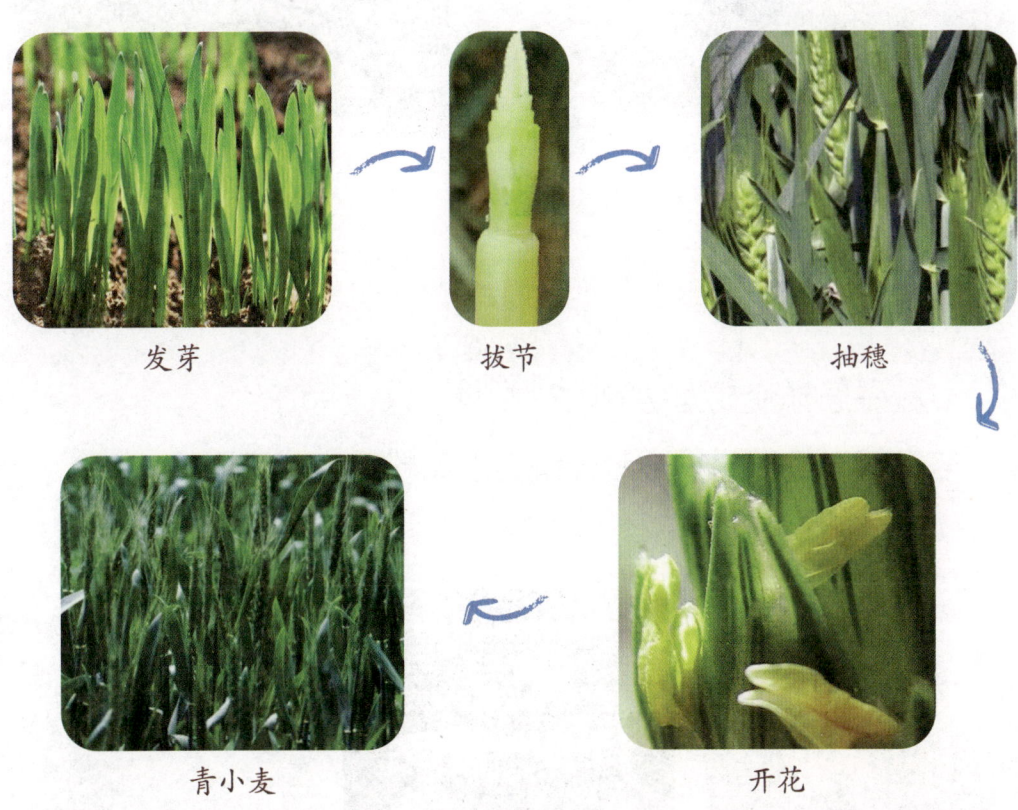

发芽　　　拔节　　　抽穗

青小麦　　　开花

## 一、麦穗变成麦粒

为了保存和食用方便，我们用现代农业收割机直接把麦穗加工成麦粒。

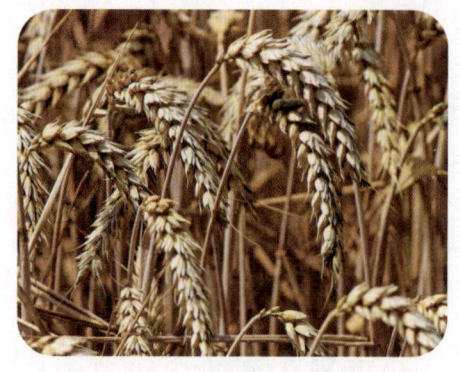
麦穗

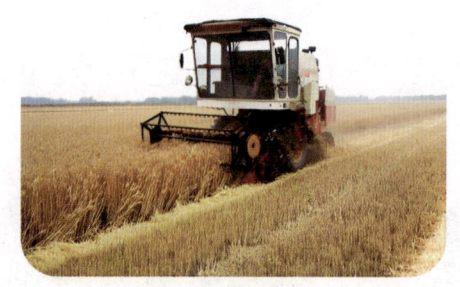
收割机

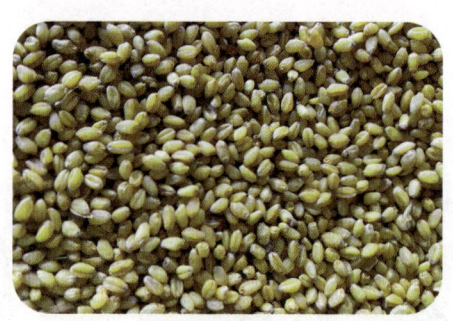
麦粒

## 二、麦粒变成面粉

麦粒是怎样变成面粉的呢？

麦粒通过机器磨粉或者传统石磨磨粉就变成了面粉。

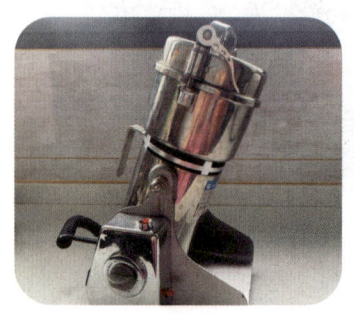
磨粉机器

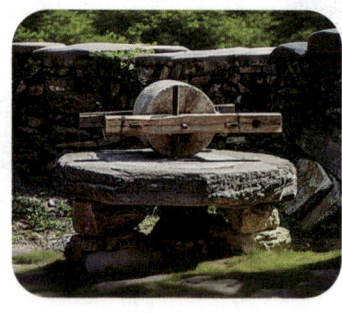
传统石磨

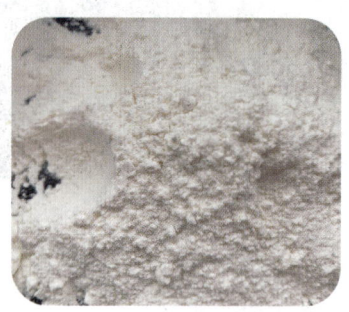
面粉

## 三、和面粉做游戏

面粉颜色白皙，细致润滑，非常细腻，摸起来软绵绵的。

加水可以揉成百变多样的面团。

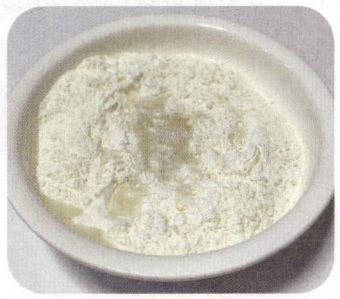

面粉里加水

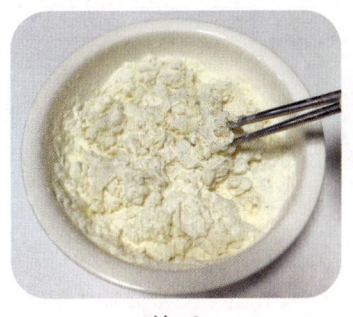

拌面

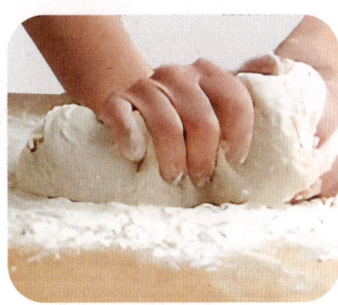

揉面

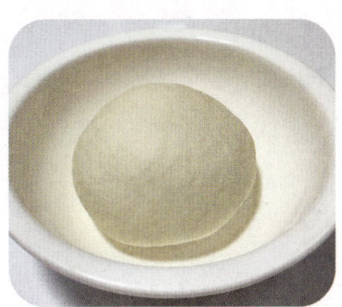

面团

## 四、面粉变成美食

通过制作和蒸、煮、烤、炸等加工，面粉可以制成不同的美食。小朋友，看看下面的美食你喜欢吗？

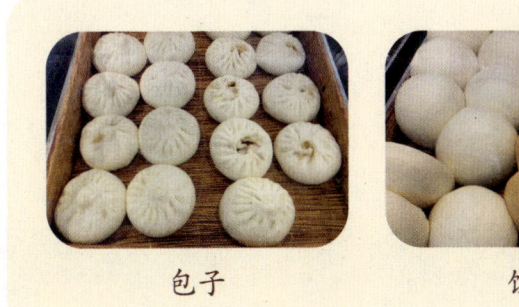

包子

馒头

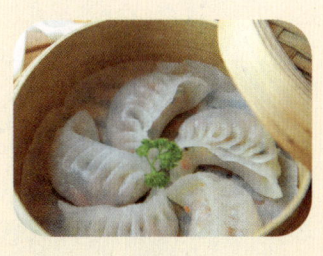

饺子

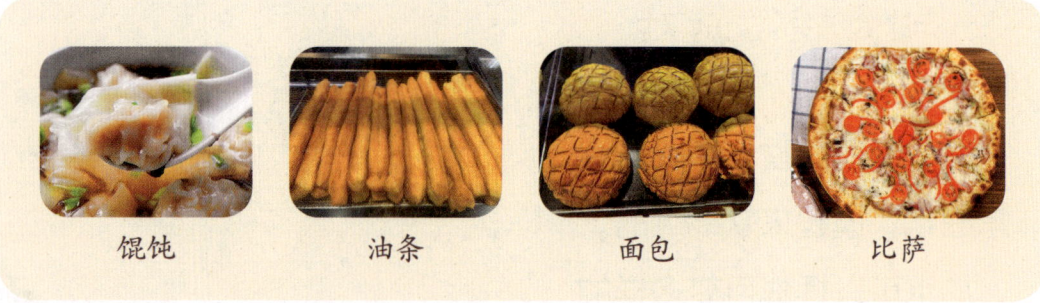

| 馄饨 | 油条 | 面包 | 比萨 |

哇！原来洁白的面粉可以做出这么多美食！

> **做一做**
> 
> 让我们和爸爸妈妈一起，动动双手，试试用面粉制作出美味的食物吧！

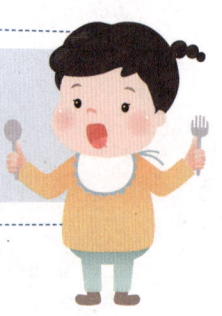

第三章

# 小小饺子藏幸福

通过前面的学习，小朋友们知道面粉可以加工成很多美食，如面片、面疙瘩、面条、包子、馒头等，而我们经常吃的饺子，也是面食的一种，你知道饺子是怎么做成的吗？

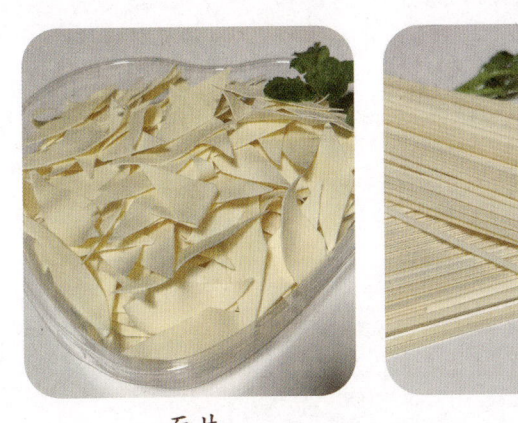
面片

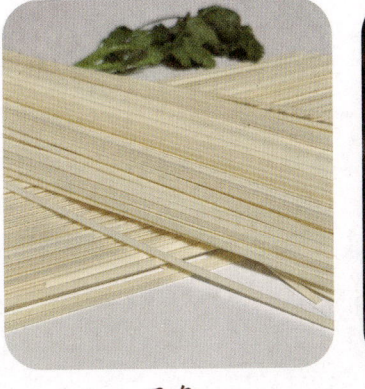
面条

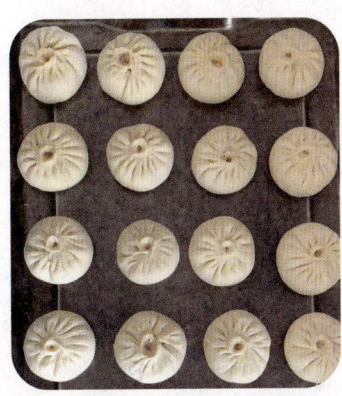
包子

## 一、揉制面团

包饺子第一步是揉制面团，揉制面团用到的食材主要是面粉和水，揉制的时候可是有小技巧的，需要将清水多次少量倒入面粉里，边加水边用筷子搅拌成絮状，再把面絮慢慢揉成光滑的面团。

## 二、擀出面皮

我们需要把揉制好的面团擀成面皮，面皮可以擀成像太阳那样圆圆的形状，并且还要把它擀成中间厚边缘薄，这样包起饺子来不容易破皮哦，我们来看看如何擀制面皮：

首先将面团搓成长条。其次，切成大小适中的剂子，再撒上面粉。最后压剂子、擀面皮。

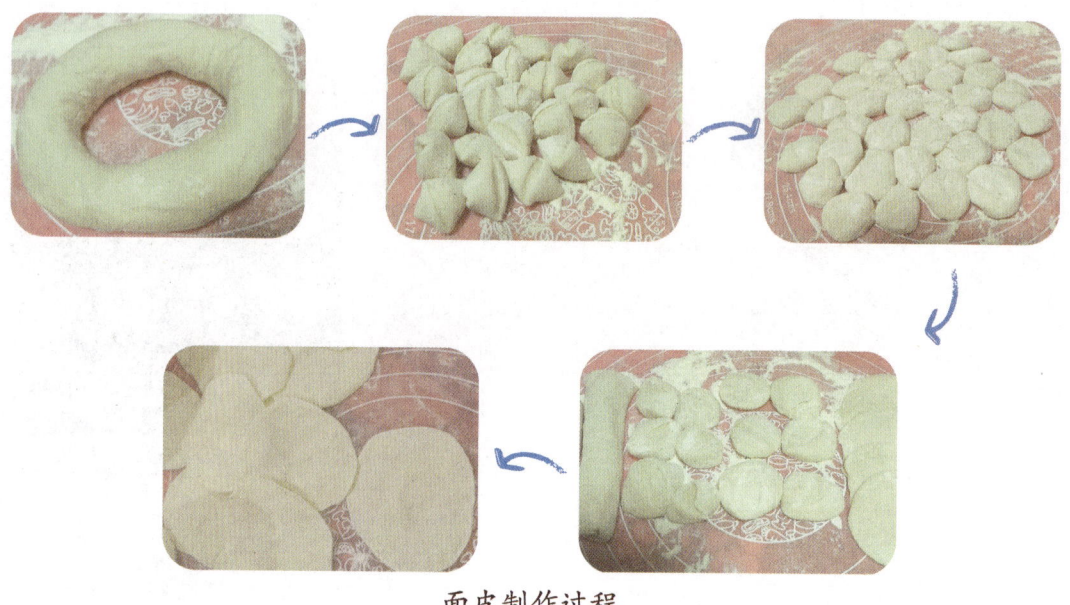

面皮制作过程

## 三、制作饺子馅

包饺子最重要的当然是馅料啦，馅料的选择决定饺子的味道，有好吃的胡萝卜猪肉馅、香喷喷的牛肉芹菜馅、美味的韭菜馅、猪肉大葱馅、爽口的黄瓜鸡蛋馅等。

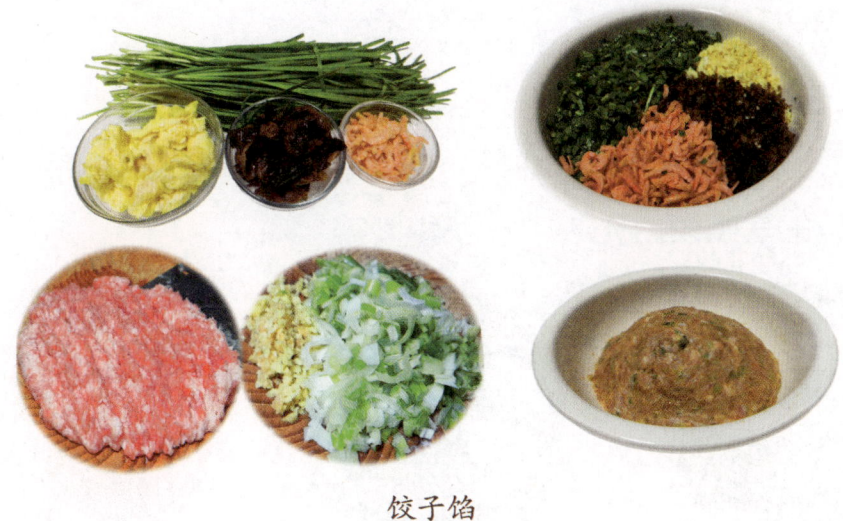

饺子馅

## 四、形态各异的外形

不仅饺子馅可以多种多样,而且饺子的外形也可以包成各种形状哦。有三角饺子、月牙饺子、元宝饺子、锁边饺子、柳叶饺子等。

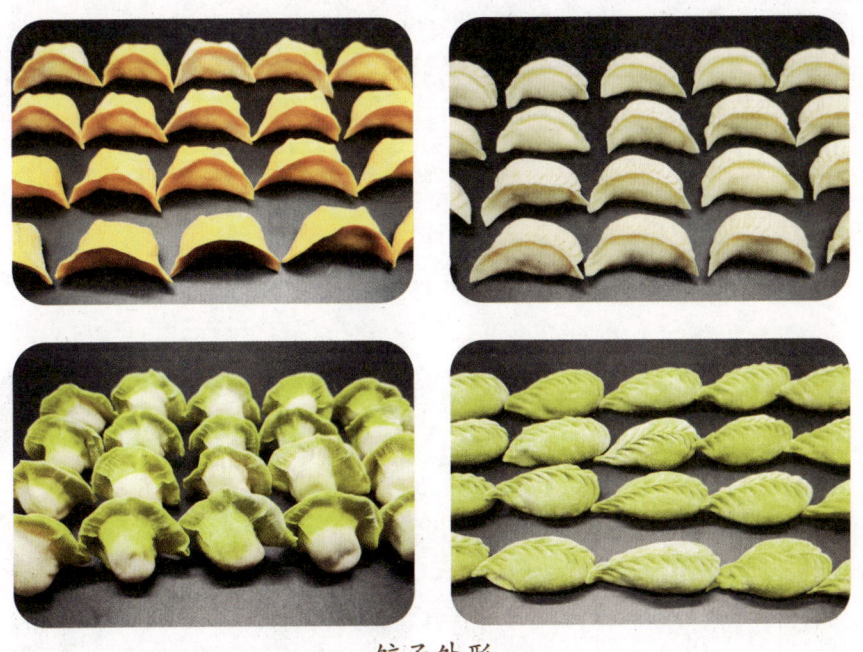

饺子外形

## 五、烹饪

饺子的烹饪方法多种多样，用水煮熟的是水饺，蒸熟的是蒸饺，油煎的是煎饺。

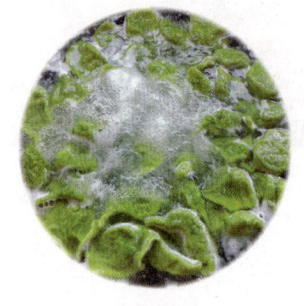
水饺

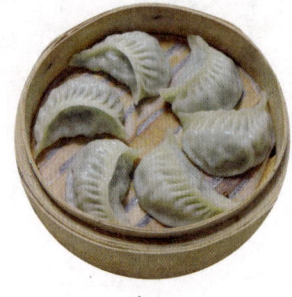
蒸饺

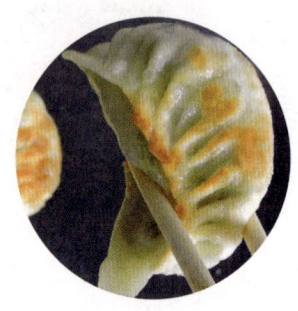
煎饺

## 六、吃出幸福的味道

饺子是中国的传统美食，代表喜庆和团圆。我们常常会在节日和团聚的时候吃饺子，这是中国人特有的幸福情结。小朋友快来和爸爸妈妈一起动手包饺子，吃出幸福的味道吧！

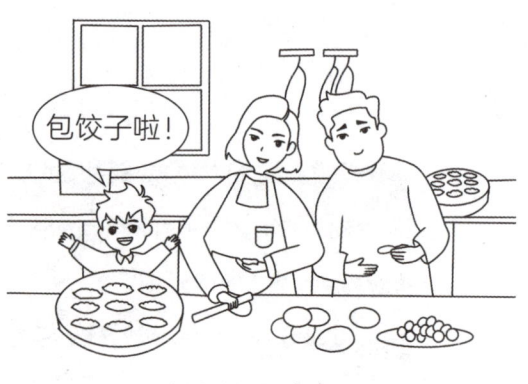
小小饺子藏幸福

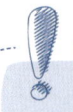
做一做

你喜欢吃什么馅的饺子呢？快和爸爸妈妈一起包饺子吧！

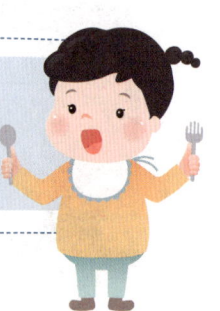

第四章

# 大豆会变身

　　大豆是个家族，有黄豆、青豆和黑豆等。大豆可以加工成豆制品，主要包括豆腐、豆浆、酱油、豆豉等。

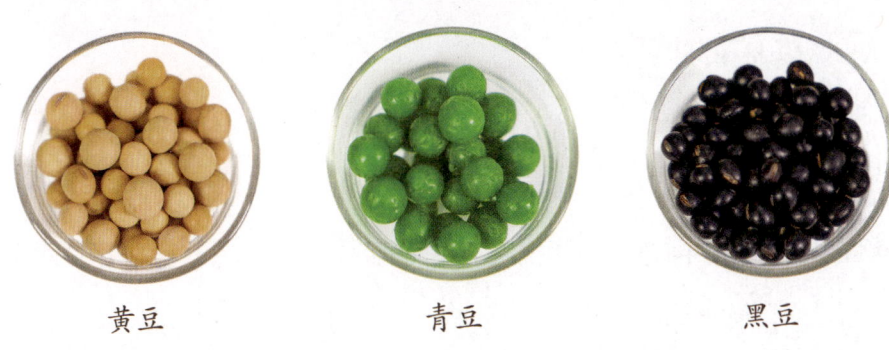

黄豆　　　　　青豆　　　　　黑豆

## 一、认识豆制品

　　常见的豆制品：豆腐、豆浆、酱油等。

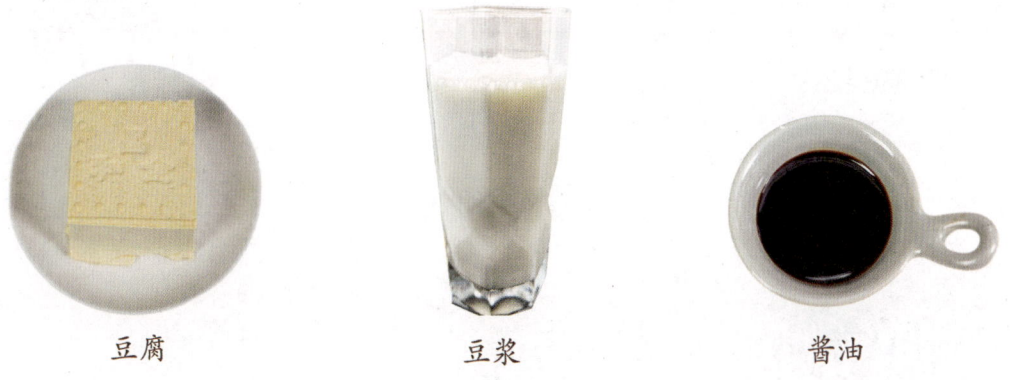

豆腐　　　　　豆浆　　　　　酱油

## 二、豆制品的好处多

豆制品含有丰富的蛋白质，也是钙的良好来源，能让我们的骨骼更强壮，也是平衡膳食的重要组成部分，因此，小朋友们每天都要吃哟！

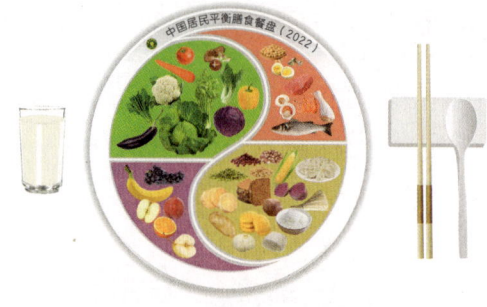

豆制品是平衡膳食的重要组成部分
（图片来源：中国营养学会官网）

## 三、豆腐的由来

小朋友们，你知道豆腐是怎么来的吗？

早在2000多年前，中国人就会制作豆腐了。豆腐的制作方法是：先将大豆加水浸泡；然后磨浆，过滤，加水煮沸；再加凝固剂（卤水或石膏）使蛋白质凝固沉淀；最后加压去水而成。豆腐还可进一步压制成豆腐干、豆腐皮。大豆经过加工，其中含有的蛋白质变得更容易消化，而且不会使人胀肚子了。

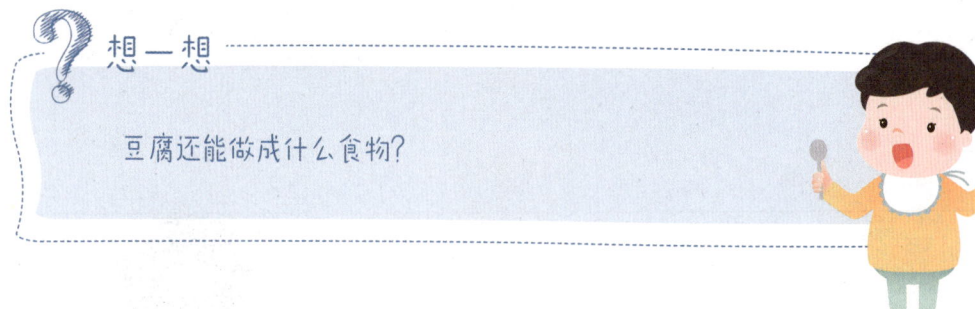

想一想

豆腐还能做成什么食物？

# 第五章
# 元宵汤圆糯又甜

## 一、欢欢喜喜闹元宵

元宵节在每年农历正月十五,是一年中第一个月圆之夜,所以称元宵节。

元宵节是个喜庆的节日,大家在元宵节可以赏花灯、猜灯谜,还可以吃元宵(或者汤圆)。

## 二、北方元宵、南方汤圆

这些美味的团子在我国北方称为元宵,在南方称为汤圆。无论南北,都象征着团圆和睦。

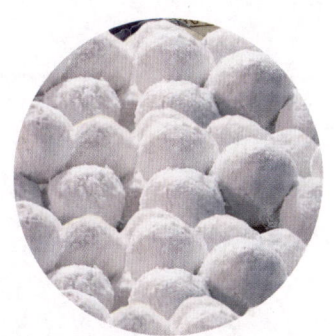

北方元宵

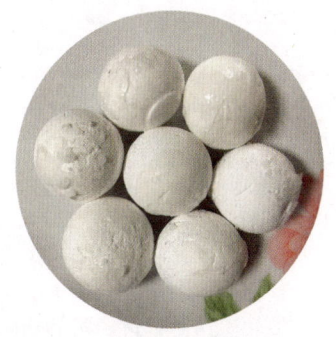

南方汤圆

## 三、元宵和汤圆是怎么做成的？

北方的元宵是"滚"出来的，而南方的汤圆是"包"出来的。

北方的元宵，都有甜甜的馅。南方的汤圆，馅料有甜的和咸的两种。

甜甜的馅料里有豆沙、黑芝麻、桂花、红豆等；咸咸的馅料有火腿、肉丁等。

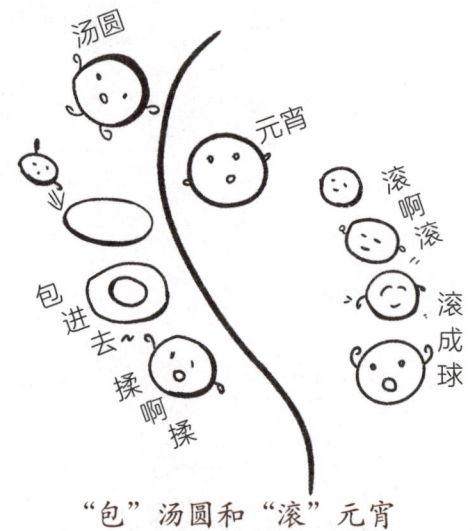

"包"汤圆和"滚"元宵

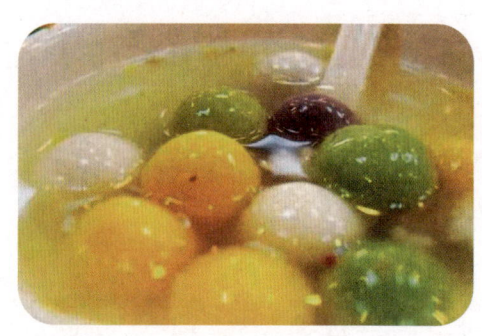

五彩汤圆

## 四、好吃也要适量

元宵、汤圆的皮都是糯米做的，不容易消化。而且常见的馅料里主要有糖、黑芝麻、桂花、红豆等，吃起来香香甜甜，圆润细滑，但含有大量的糖和油脂。吃多容易变成胖娃娃，小朋友们可不要馋嘴哟。

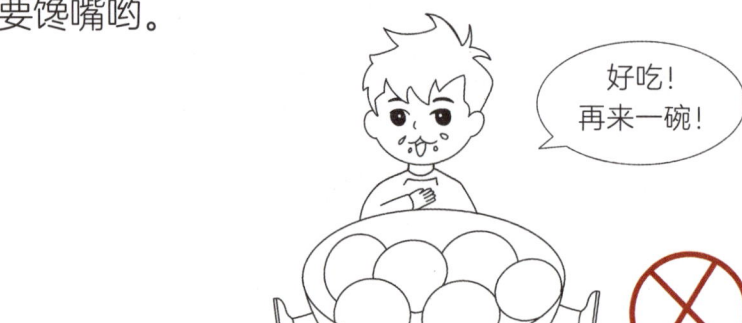

汤圆不多吃

## 做一做

小朋友,试试和爸爸妈妈一起做一次汤圆(元宵)吧。还可以把做好的成品拍照记录下来,并分享给自己爱的人吃哟。

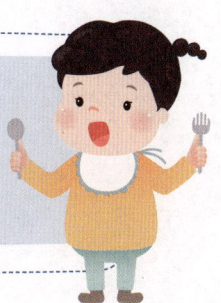

贴照片处

# 第六章
# 会长大的面团

## 一、发酵的面团

面粉和水可以变成神奇的面团,当加入酵母粉后,面团不断产生气体,在温度适宜的环境中会慢慢变大,这个过程称为发酵。

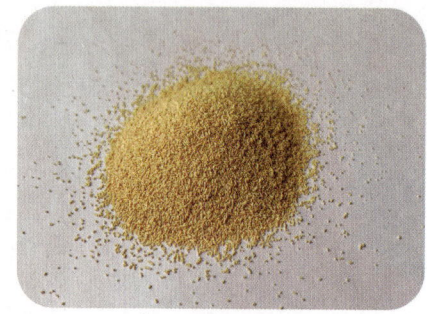
酵母粉

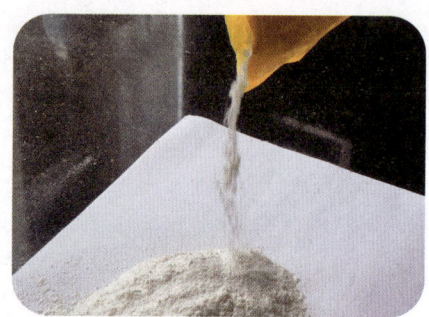
加水和面

发酵过程不能着急哟!面团充分发酵后会长大到原来的两倍大,撕开面团,会看到面团里有许多小洞洞(气孔)。

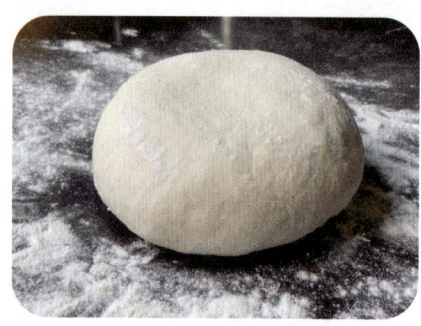
长大的面团

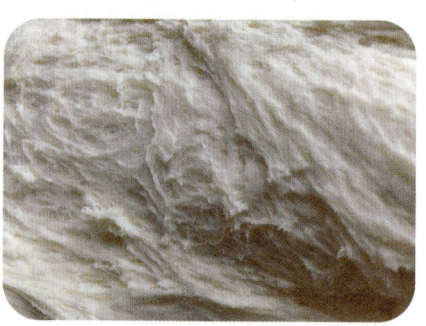
发酵的面团

## 二、做馒头和包子

发酵好的面团，揉成条状，再切成一个个的小面团（剂子），蒸熟后就是馒头了。用擀面杖把小面团擀薄成面皮，包上馅料，蒸熟后就是包子了。

馅料可以多种多样，包上蔬菜馅料是菜包子，包上鲜肉馅料是肉包子，包上豆沙馅料是豆沙包。味道都很鲜美哦！

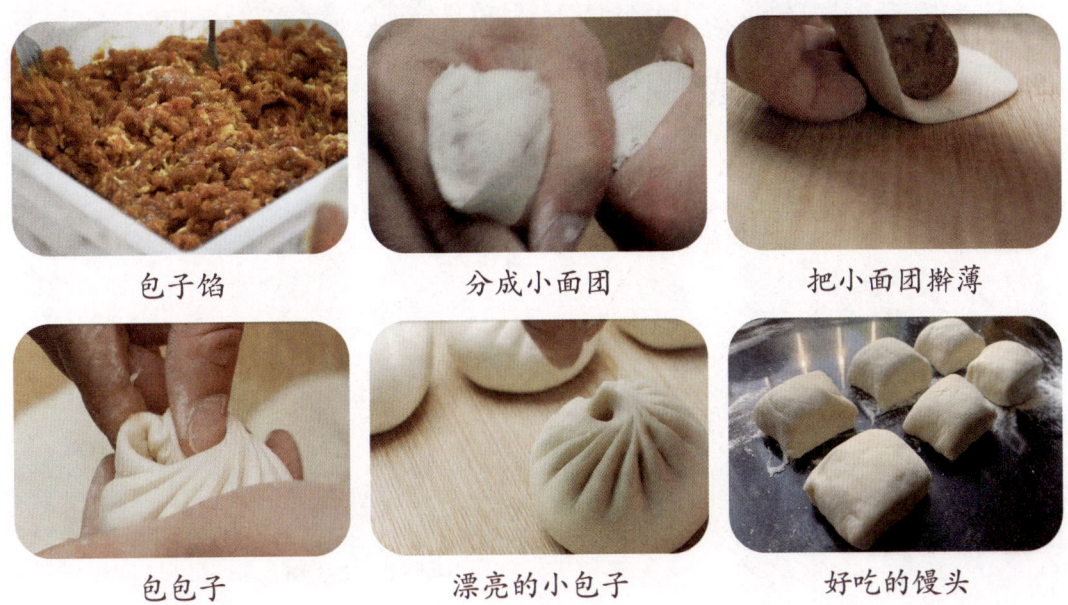

| 包子馅 | 分成小面团 | 把小面团擀薄 |
| 包包子 | 漂亮的小包子 | 好吃的馒头 |

好吃的包子、馒头，含有我们身体需要的蛋白质、脂肪和膳食纤维等，能让我们能量满满，身体越来越强壮。所以小朋友们不要挑食哦！

> **做一做**
>
> 小朋友，你知道会长大的面团能做出哪些食物吗？快和爸爸妈妈一起学一学、做一做吧！

# 第七章
# 不一样的米粉

## 一、大米磨成米粉

大米用水浸泡一段时间,米粒吸水后会慢慢变大变软,沥干水,磨一磨,就会变成大米粉。

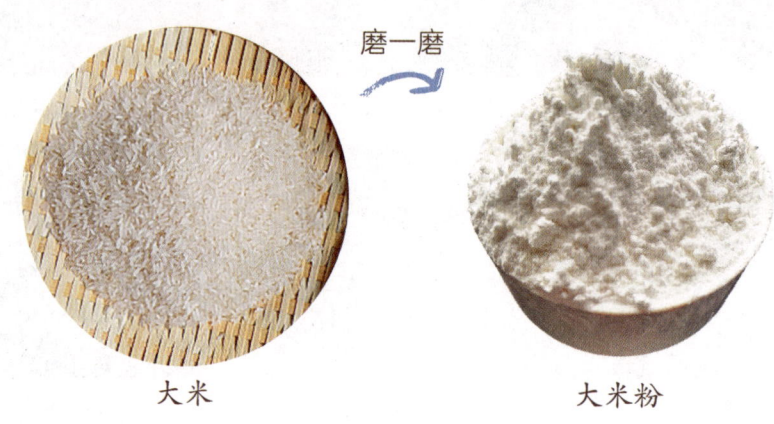

大米　　　　　　　大米粉

## 二、细细长长的米线

大米粉可以制成细细长长的米线,也称为米粉,吃起来吸溜吸溜的,可以给我们的身体提供能量,也是一种常见的主食。

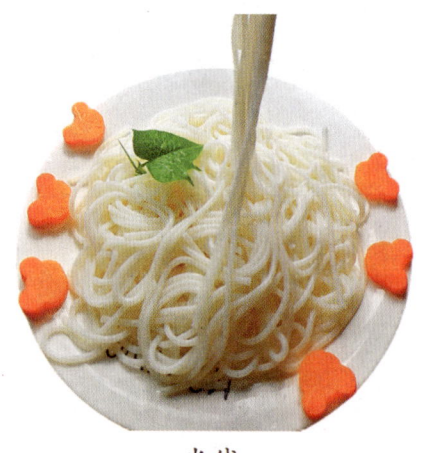

米线

## 三、软糯可口的年糕（米糕）

大米粉加水，和一和，揉一揉，变成胖嘟嘟的米团，真可爱。

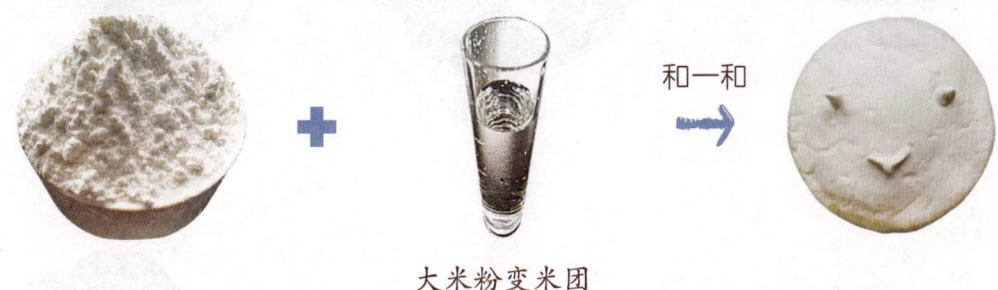

大米粉变米团

米团，拍一拍，捏一捏，蒸一蒸，哇，香喷喷的年糕真好吃！

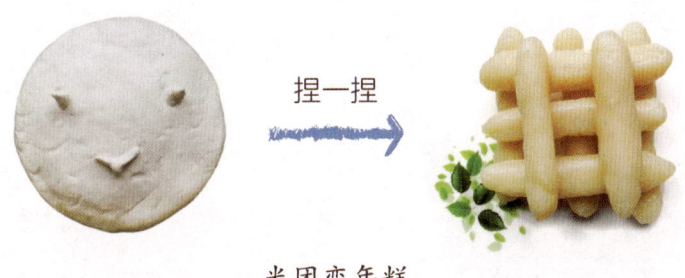

米团变年糕

## 四、传统特色米粉

你知道有名的传统特色米粉有哪些吗？南昌炒粉、桂林米粉、云南米线，它们来自不同的省市，有着自己独特的味道，做法也是多种多样。这些你有没有吃过呢？

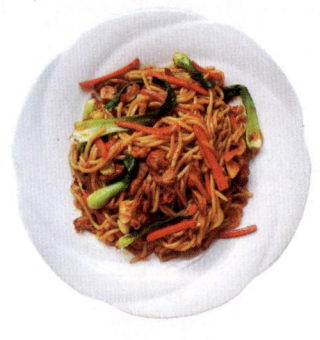
南昌炒粉

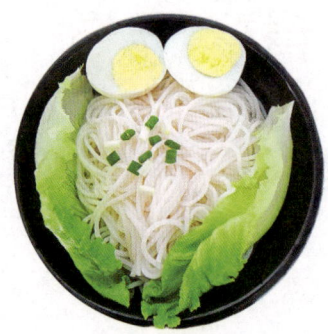
桂林米粉

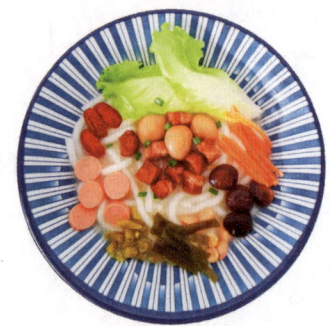
云南米线

 想一想

小朋友,想一想大米还可以做成哪些主食呢?

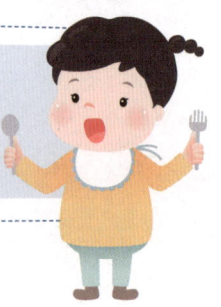

# 第八章
# 清明节吃艾米果

## 一、清明节

清明节是中国传统节日之一。在中国二十四节气中，既是"节气"又是"节日"的只有"清明"。清明节有打扫祭祀的习俗。中华民族自古就有礼敬祖先、慎终追远的礼俗观念。

这时冬天已去，春意盎然，大自然处处显示出勃勃生机。

## 二、艾米果

常言道"清明食艾，无灾无难"，很多地区都有清明节食艾的习俗。在我国南方就有一种用艾叶草和糯米做成的特色小吃，称为"艾米果"。艾叶草在清明时节生长茂盛，此时的艾叶草清新鲜嫩，所以，清明节也是吃艾米果的最佳时节。

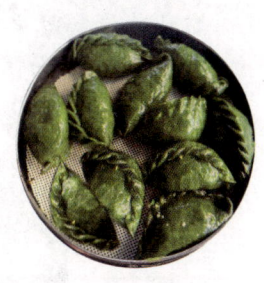

艾米果

## 三、认识艾叶草

艾叶草是我国南方常见的一种植物，为单叶互生，它的叶子呈卵状三角形或椭圆形，叶面为暗绿色，背面有白色短绵毛，羽状深裂,茎具明显棱条。艾叶味苦、辛,性温;有温经止血、散寒止痛的功效,食用可以缓解因乍暖还寒出现的手脚冰凉问题,尤其适合虚寒体质的人群,有"草中钻石"的美誉。

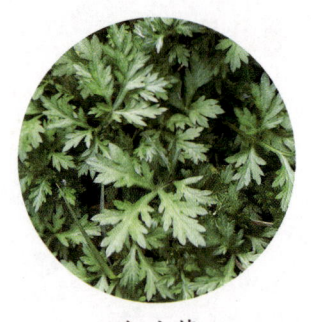

艾叶草

## 四、制作艾米果

把洗净的艾叶在沸水中漂烫焯水后打成汁,将1∶1的糯米粉、黏米粉与艾叶草汁拌匀做成面团,再做成皮儿,包上自己喜欢的馅料就做成形状好看的艾米果了,有饺子状和月饼状等形状。

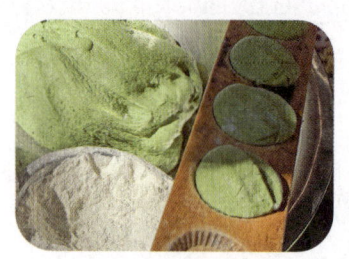
艾叶草汁和糯米粉、黏米粉和面团

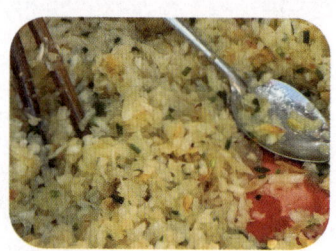
馅料

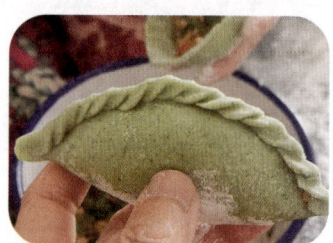
加馅料做成艾米果

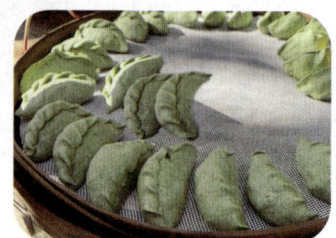
蒸艾米果

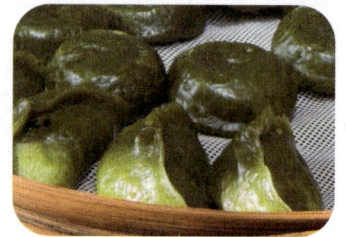
熟艾米果

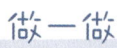 做一做

小朋友,请爸爸妈妈教你认识艾叶草,试着一起做艾米果吧!

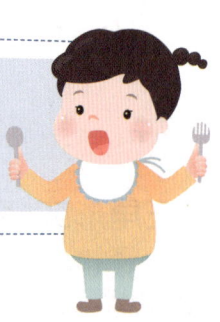

# 第九章
# 端午粽飘香

## 一、端午节

农历五月初五是端午节,是纪念我国著名爱国诗人屈原的节日。端午节人们常常插艾条、吃粽子、划龙舟,享受节日的快乐。

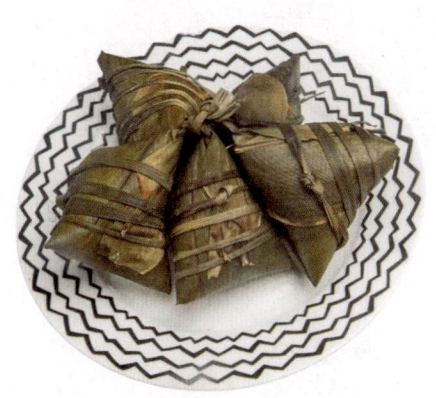

## 二、形状各异的粽子

端午节吃的粽子有各式各样的形状,如三角形、四角锥形、小宝塔形、枕头形、圆棒形等。

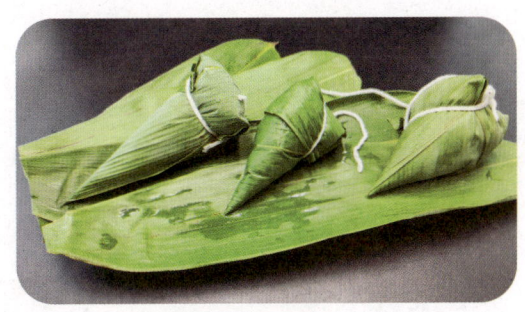

## 三、如何包粽子

粽子是以糯米为原料加上不同的馅料做成的。糯米与大米略有不同,米粒颜色呈粉白、不透明状,黏性强。

三角形粽子的具体步骤如下：

① 将粽叶正面朝上；

② 将粽叶折成漏斗形；

③ 装好糯米，不要太满，用手压实，底部稍微捏一下成三角面；

④ 放入预先准备好的馅料，如红枣、鲜肉、蛋黄等；

⑤ 在馅料上加盖一层糯米；

⑥ 用力将粽叶裹紧，并用绳子绑紧。

## 四、吃粽子的妙招

水果蔬菜配粽子，粽子冷了不要吃。肚儿空空不吃粽，小小孩童少吃粽。

### 童谣

五月五，是端午，

小朋友们过端午；

用糯米，配馅料，

粽叶包裹好漂亮；

吃粽子，裹上糖，

幸福生活万年长；

粽子香,口味糯,

但是不宜吃太多。

? 想一想、做一做

小朋友们,你们家的粽子是用哪些食材做的呢?快和爸爸妈妈一起包一包粽子,并展示出来吧!

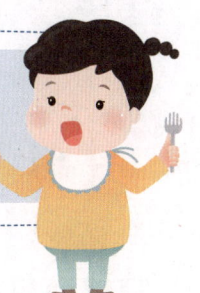

# 第十章
# 甜甜的月饼

## 一、中秋节

中秋节是我国的传统节日之一。中秋节的月亮又大又圆，是团圆的象征，举家团圆的好日子我们吃什么呢？传统习俗是赏月和吃月饼。

## 二、月饼

"月饼"一词的文字记载最早出现在南宋，那时只是一种点心食品。明代起才有大量关于月饼的记载，这时的月饼已是圆形，并且只在中秋节吃。后来，人们逐渐把赏月与月饼结合在一起，寓意家人团圆，寄托思念。

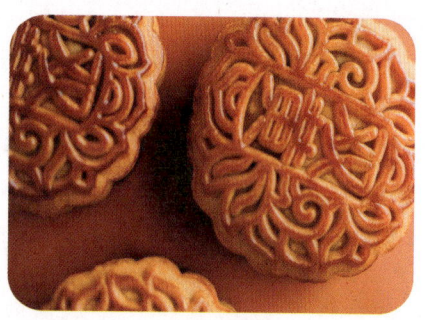

双黄月饼

## 三、月饼的原料与制作

小朋友们，常见的制作月饼的原料主要有以下这些：面粉、蛋黄、各

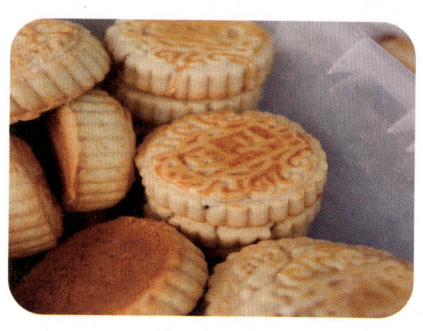

五仁月饼

类沙馅（豆类沙馅、莲蓉馅、坚果仁沙馅）、肉末、白糖浆、碱水、油、牛奶、鸡蛋等。你们对这些原料熟悉吗？

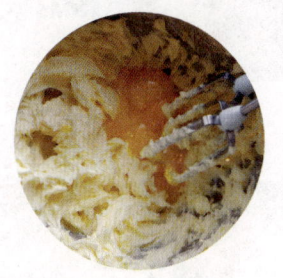 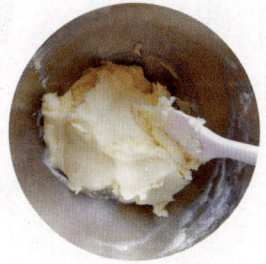 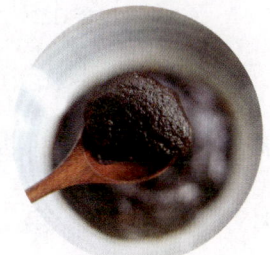

月饼的原料

月饼的制作方法：

① 准备月饼皮和馅，一般比例是：2份饼皮配8份馅料，饼皮压成扁圆形，包入馅料；

② 将包好馅料的月饼放入模具，用手按平压实，然后把月饼倒出模具，放入烤盘烘烤；

③ 烤好的月饼表皮褐色光亮，可口香甜。

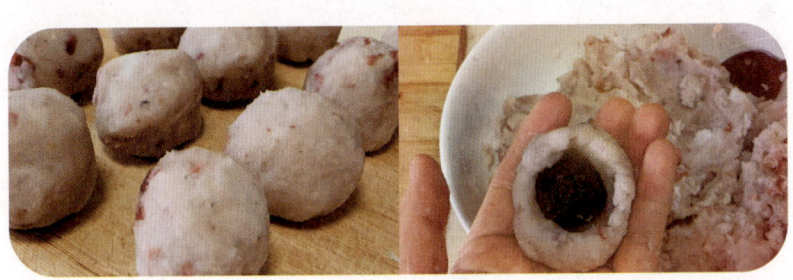

①包馅料

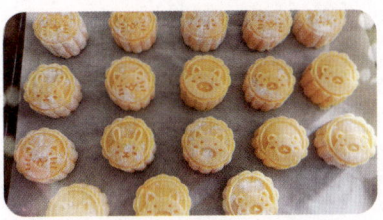

②压饼坯

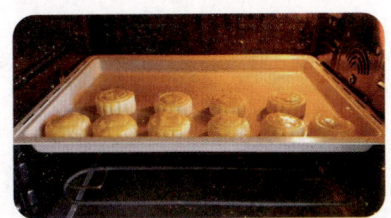

③烤月饼

# 四、月饼的营养价值

月饼含有大量的糖和油,能够快速补充热量。坚果馅的月饼中含有芝麻、核桃、花生仁等坚果,能帮助小朋友的大脑发育。蛋黄馅月饼中的蛋黄也含有多种营养素。但是,也要牢记月饼油多糖多,是高热量食品,小朋友们可不要多吃哦。

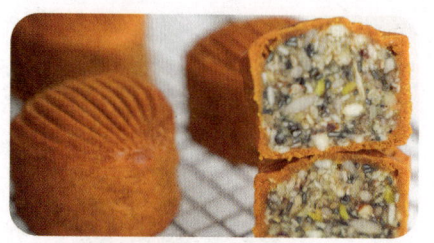

坚果五仁馅月饼

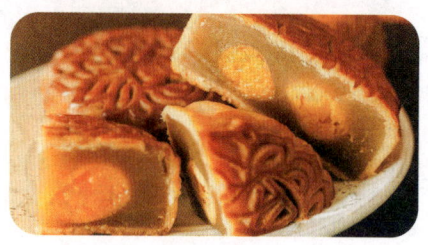

蛋黄月饼

 **填一填**

小朋友,你吃过月饼吗?月饼是什么形状的?写出自己曾经吃过的月饼馅料种类。

| 红豆(例) | | | |
|---|---|---|---|
| 莲蓉(例) | | | |

 **做一做**

亲子活动规则:每位小朋友和自己的一名家长组成一组,每组一起合作制作一种馅料的月饼。

动手制作月饼时馅料可选择南瓜、哈密瓜、苹果、香蕉、菠萝、坚果仁、红豆沙、绿豆沙、黑芝麻等。

给做好的月饼拍个照吧!

贴照片处

# 第十一章
## 肉肉变身狮子头

### 一、认识淮扬菜——狮子头

我们的国家地大物博、美丽富饶，是一个餐饮文化大国，由于不同地域的文化传统和民俗习惯等因素影响，形成了各种不同的菜系，狮子头是中国淮扬菜系中的一道传统菜肴。狮子头里面并没有狮子，它实际上是添加许多辅料做成的肉团子。

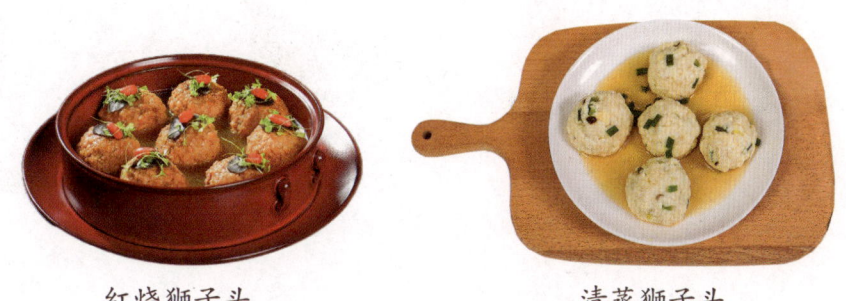

红烧狮子头　　　　　　　清蒸狮子头

### 二、有菜又有肉的狮子头

狮子头是由肥、瘦肉和自己喜好的蔬菜（如香菇、荸荠等）为主料，再加上葱、姜、鸡蛋等作料，剁成肉泥，做成拳头大小的肉丸，可清蒸、可红烧，吃起来肥而不腻。

## 三、狮子头的制作

准备猪肉、胡萝卜、荸荠和葱、姜等，把所有食物洗一洗，切一切，搅拌在一起，搓圆摆盘，油炸或上锅蒸熟。美味的狮子头就完成啦！

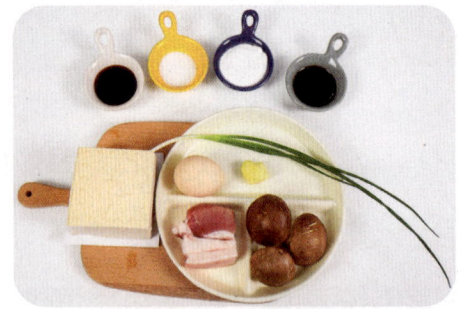

①准备做狮子头的材料

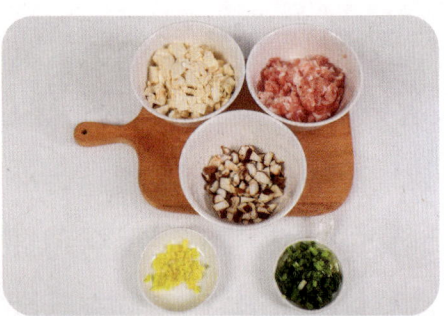

②加工做狮子头的材料

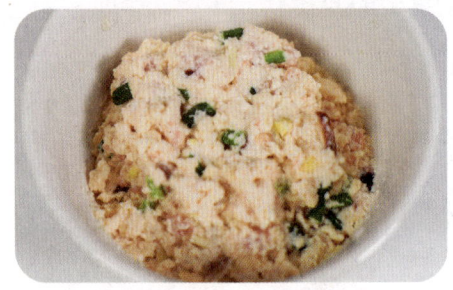

③搅拌在一起

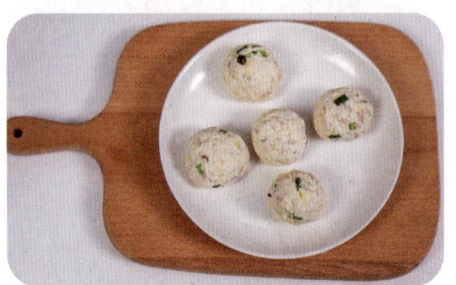

④搓圆摆盘

## 四、狮子头的营养价值

狮子头荤素搭配，肉含有丰富的蛋白质，蔬菜含有矿物质、维生素、膳食纤维，美味又营养。

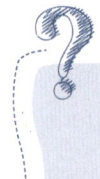 **想一想**

小朋友，狮子头的制作都用了哪些食材呢？

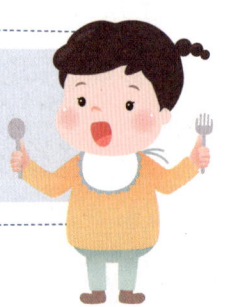

# 第十二章
# 过了腊八就是年：腊八粥

## 一、腊八节喝腊八粥

腊八节是中国传统节日之一。在我国古代，人们把冬季祭祀神灵、祖先称为"大腊"，举行冬祀的日子称为"腊日"，意为祈求丰收和吉祥。在民间，腊八节人们有喝腊八粥的传统习俗。

## 二、腊八粥里有什么？

小朋友们，腊八粥里的食材非常丰富，让我们找找腊八粥里都有什么吧！

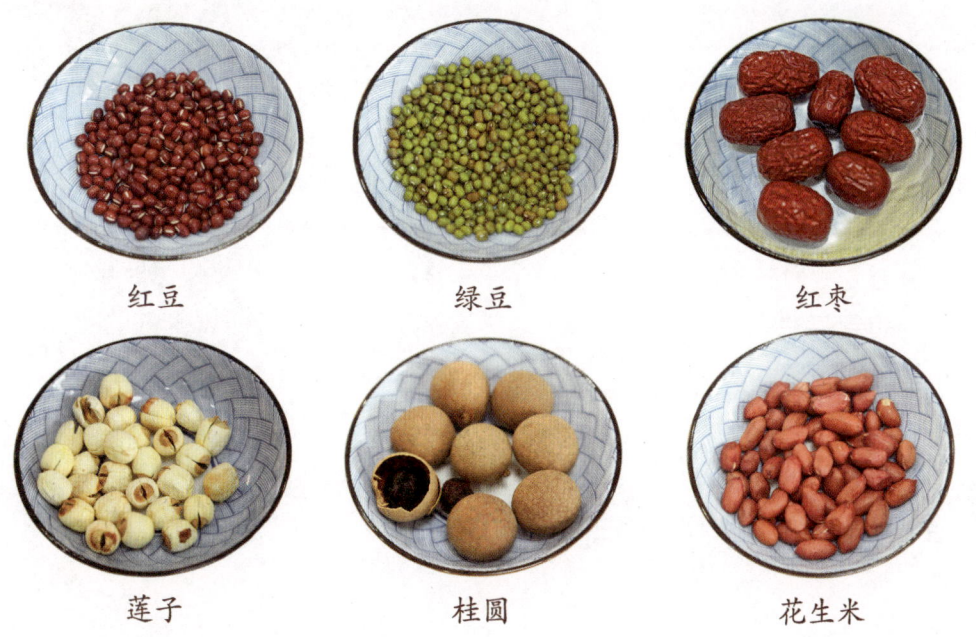

红豆　　　　绿豆　　　　红枣

莲子　　　　桂圆　　　　花生米

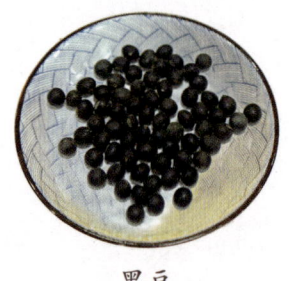 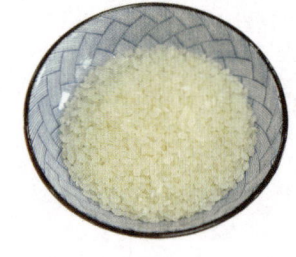 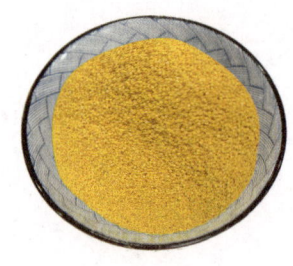

黑豆　　　　　　大米　　　　　　　小米

## 三、腊八粥的营养价值

腊八粥是由红豆、黑豆、小米、大米等多种五谷杂粮熬制而成的，里面含有丰富的膳食纤维、维生素和矿物质，营养丰富。谷类和豆类混合搭配还能起到蛋白质互补的作用。

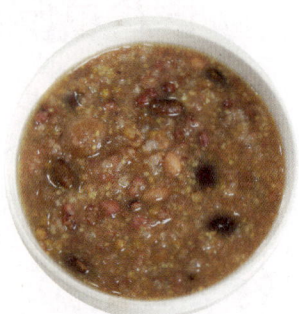

美味腊八粥

 想一想

腊八粥里有什么？

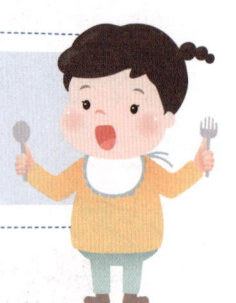

# 第十三章
# 南北小年不一样

## 一、小年

小年并非专指某一天，由于各地风俗不同，小年的日子也不尽相同。基本上北方的小年是腊月二十三，南方的小年是腊月二十四，是根据当地的风俗习惯来确定的。

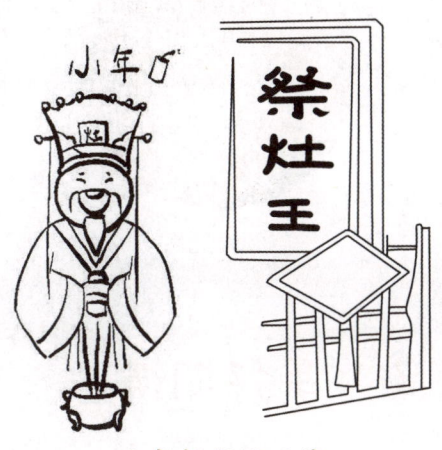

小年祭拜灶王爷

## 二、小年的南北饮食习惯

我国南北方人在小年都爱吃饺子，俗话说得好"大寒小寒，吃饺子过年"。吃完饺子，就开始进入过年的节奏了。

南方的小年不仅吃饺子，也吃年糕，寓意年年发财，步步高升。

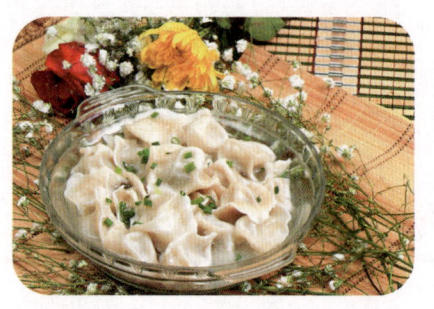
饺子

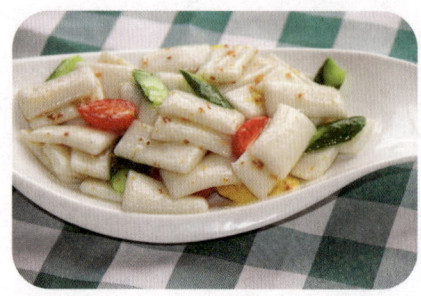
年糕

在北方，小年有吃糖瓜、火烧等习俗。有些地区还会做面花，用面团捏出花、鱼、鸟、兔等各种形状，再上锅蒸熟。寓意着团圆祥和的美好愿望。

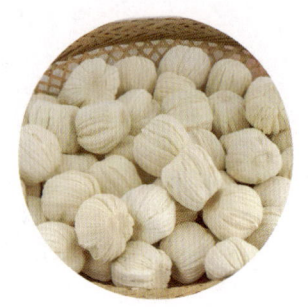
糖瓜

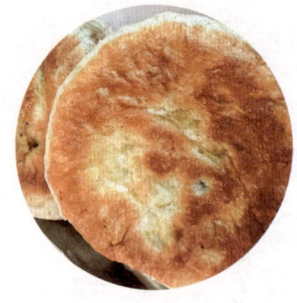
火烧

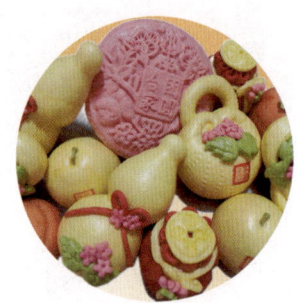
面花

## 三、小年的意义，美好期待

小年，是除夕到来之前的欢乐序曲。过小年时，大人、小孩都要洗浴、理发，准备迎接新一年好运的降临。

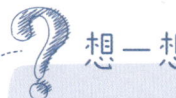
想一想

过完了小年，接下来迎来的是什么节日？

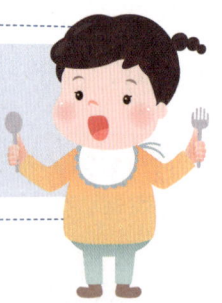

# 第十四章
# 中国人的年夜饭

## 一、春节

春节是农历的岁首,是中国的农历新年,过春节也称为过年、过大年。

传说中"年"是怪兽,每到除夕夜就会出来伤人。但它害怕红色、火光和"噼噼啪啪"的响声。因此,除夕夜家家贴红对联、燃放烟火、鞭炮;户户灯火通明、围炉守更待岁;人人身穿红衣,让"年"不敢捣乱。这种习俗世代流传,就成了最隆重的传统节日——春节。

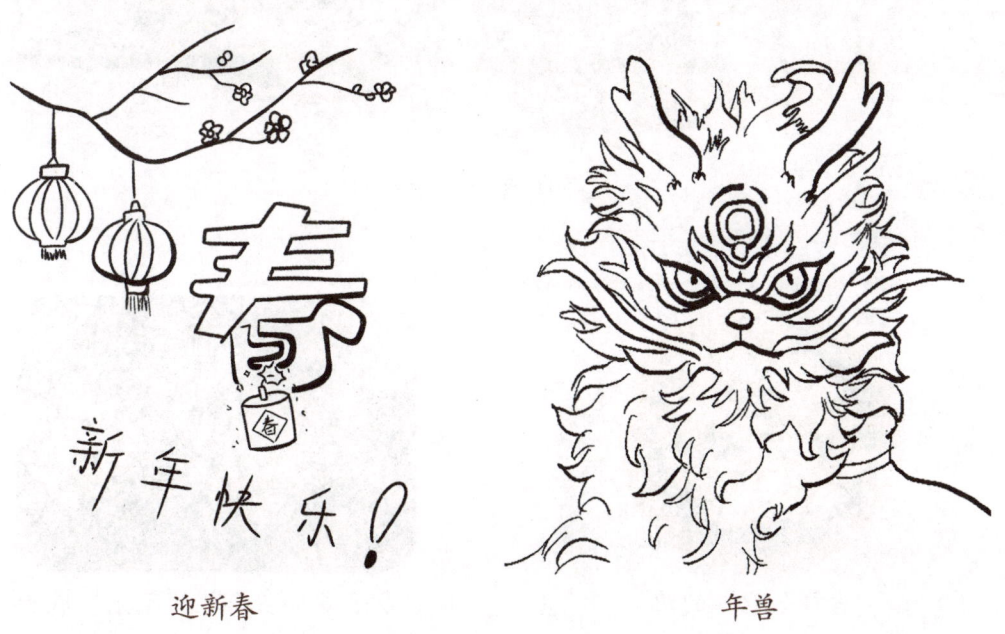

迎新春　　　　　　年兽

# 二、过年常吃的食物

我们过年常常要吃一些代表着团圆、平安、幸福美满、吉祥如意等美好愿景的食物,比如饺子、年糕、鱼、鸡、花生、瓜子、苹果和糖果等。

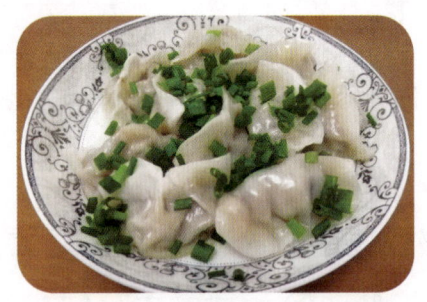

包着"福运"的饺子

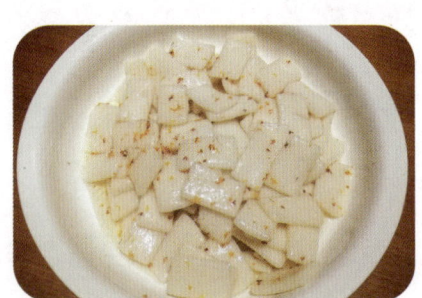

"年年高升"的年糕

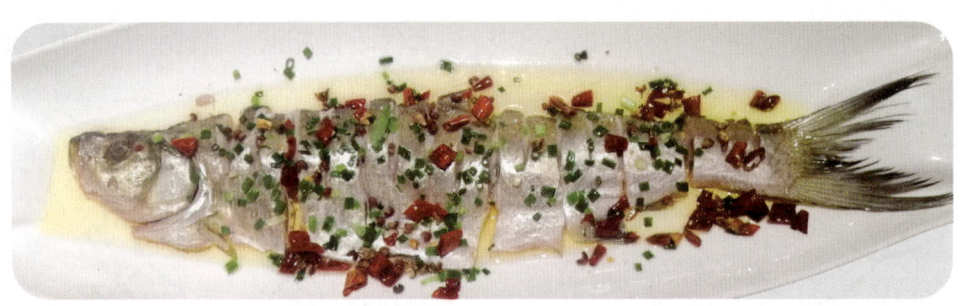

"年年有余"的鱼

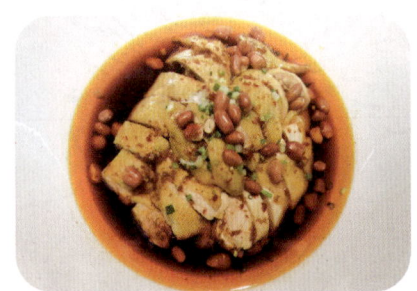

"吉祥如意"的鸡

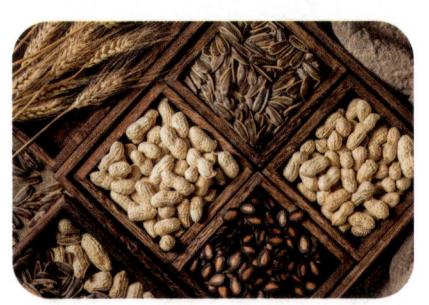

"多子多孙多福"的花生、瓜子

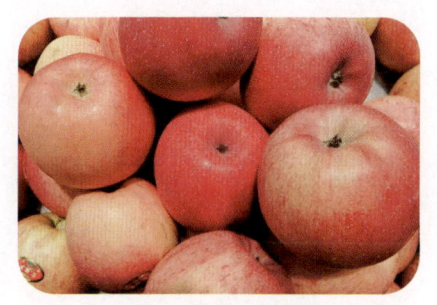
"平安团圆"的苹果

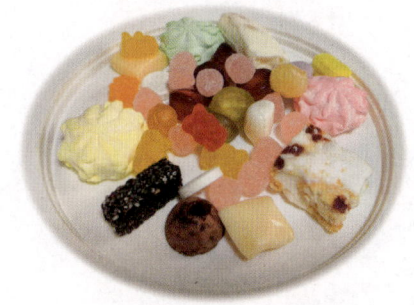
"甜甜蜜蜜"的糖果

## 三、合理、文明吃年夜饭

年夜饭菜肴非常丰盛,往往大鱼大肉等荤菜偏多,小朋友们一定要有节制。同时,还要注意以下几点哦。一是要食物多样、合理搭配。在享受鱼禽肉蛋奶美味的同时,要多吃蔬菜水果、大豆坚果;二是要吃主食,特别是杂粮薯类;三是要文明礼貌用餐,要尊敬老人长辈,不能浪费食物。希望小朋友们合理、文明吃年夜饭。

## 四、年夜饭的意义

年夜饭,菜品丰富、色香味俱全,是中国传统文化中最隆重的团圆饭,是中国人世代沿袭的传统习俗,传承着中华民族家庭成员之间的亲情和互敬互爱的传统美德,蕴含着丰富的饮食文化,寄托着人们对生活的美好向往和祝福!

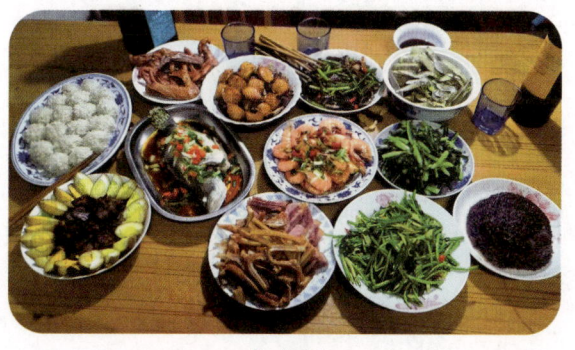
年夜饭

## 五、秀出你的年夜饭

**? 想一想**

今年的年夜饭你都吃了哪些食物?

|  |  |  |  |
|---|---|---|---|
|  |  |  |  |
|  |  |  |  |

**! 动一动**

一起来包"福运"饺吧!

主料:饺子皮,大葱猪肉馅。

做法:将饺子皮摊平,放入馅料,将饺子皮对折从中间捏紧,再捏紧两边的饺子皮即可。

# 第十五章
# 我看食物大变身

## 一、食材对应食物连连看

这些食材经过变身后变成了什么食物？同学们快来找找看。

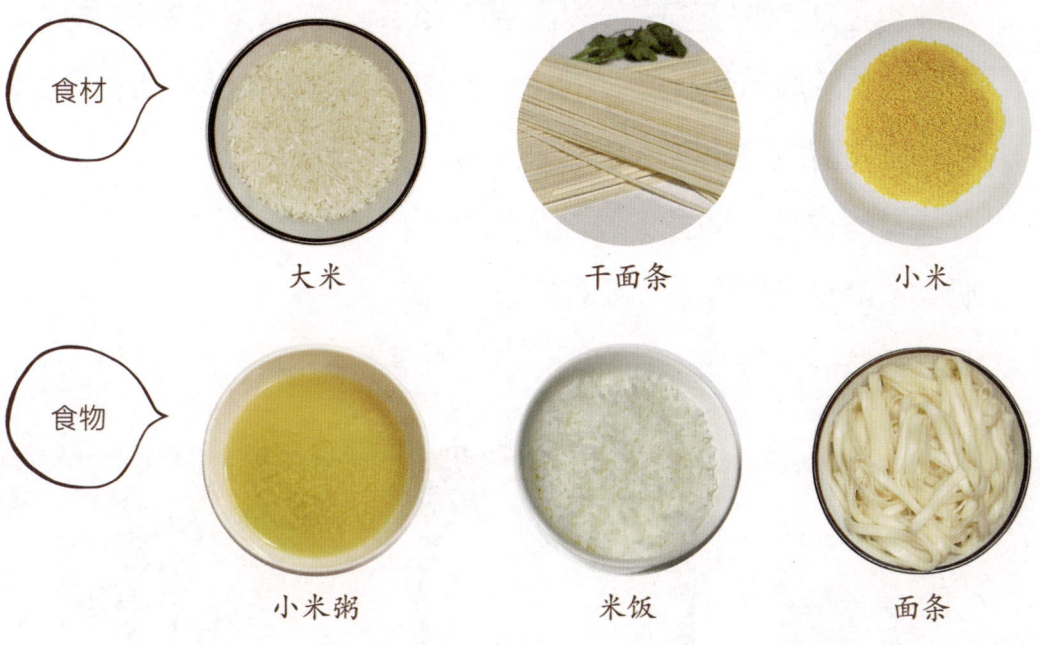

## 二、这些变化是怎么发生的？

食物大变身是怎么发生的呢？烹饪功不可没，通常有蒸、煮、煎等方式经过烹饪的食物质地变得松软，不仅口感变好，还有利于人们消化吸收。

## 1. 蒸

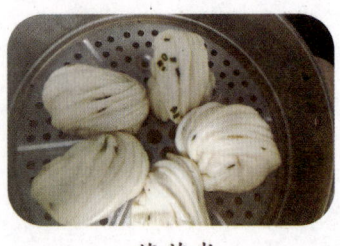

蒸花卷

## 2. 煮

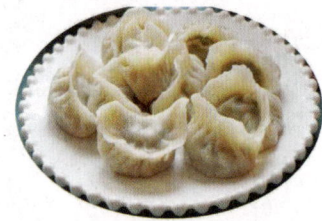

煮饺子

## 3. 煎

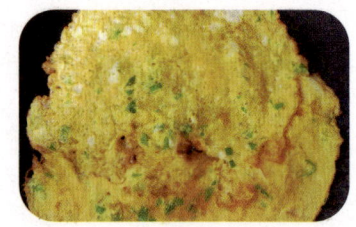

煎鸡蛋

## 三、发酵也可以让食物变身

发酵也是让食物变身的一大法宝，利用小小的微生物来发酵食品，产生独特的风味和一些好的代谢产物。常见的发酵食物有三类。

谷物类发酵食物：甜面酱、陈醋等；

豆类发酵食物：纳豆、豆豉、腐乳等；

奶类发酵食物：酸奶、奶酪等。

在发酵食品下打钩，并说明这些发酵食品由哪种食物变身而来。

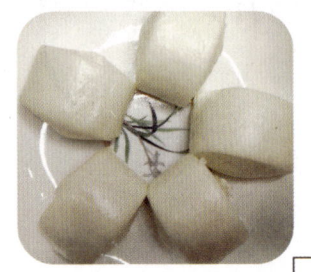

馒头　☐

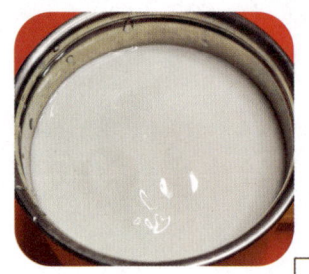

酸奶　☐

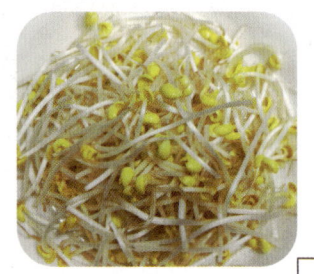

豆芽　☐

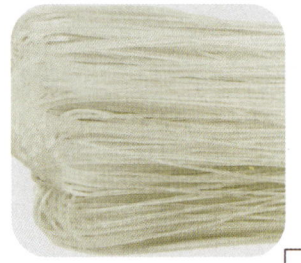

米粉　☐

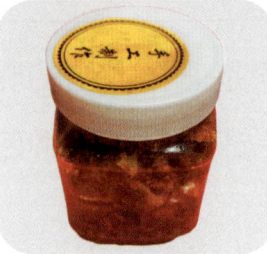

豆腐乳　☐

第二篇 食物大变身

## ❓ 想一想

下列食物有哪些变身的办法?

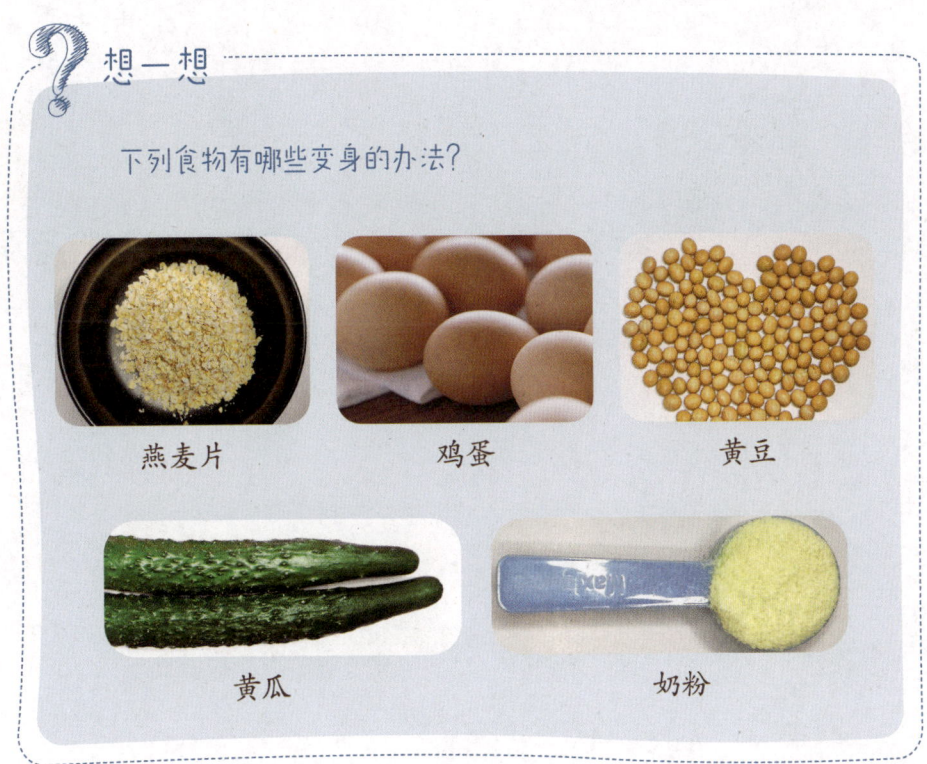

燕麦片　　　　鸡蛋　　　　黄豆

黄瓜　　　　奶粉

## ❗ 做一做

小朋友们从上面的照片中选择一到两种食物亲手做一做，拍下照片留作纪念吧!

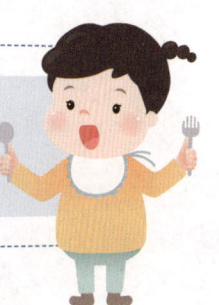

# 第三篇
# 我的餐盘我做主

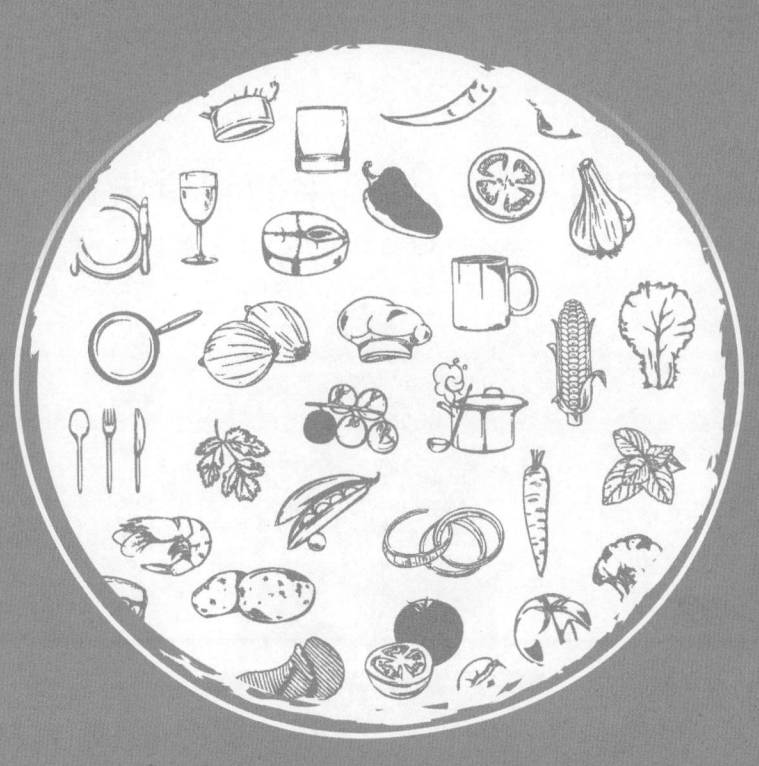

# 第一章
# 宝塔里的食物秘密

## 一、认识食物，爱惜食物

小朋友，你知道中国学龄前儿童平衡膳食宝塔吗？宝塔一共有五层，每一层都藏着不同的食物，这些食物你都吃过吗？想一想，馒头、鸡蛋、菜花、牛奶、葡萄分别藏在宝塔的哪一层呢？

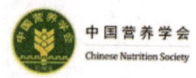

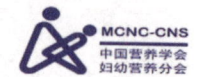

## 中国学龄前儿童平衡膳食宝塔
依据《中国居民膳食指南（2022）》绘制

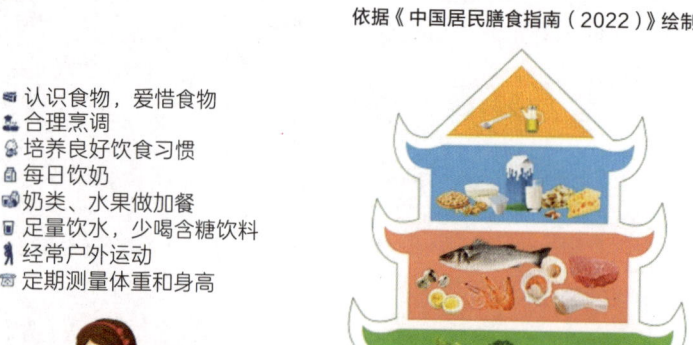

- 认识食物，爱惜食物
- 合理烹调
- 培养良好饮食习惯
- 每日饮奶
- 奶类、水果做加餐
- 足量饮水，少喝含糖饮料
- 经常户外运动
- 定期测量体重和身高

|  | 2~3岁 | 4~5岁 |
|---|---|---|
| 盐 | <2克 | <3克 |
| 油 | 10~20克 | 20~25克 |
| 奶类 | 350~500克 | 350~500克 |
| 大豆 适当加工 | 5~15克 | 15~20克 |
| 坚果 适当加工 | — | 适量 |
| 蛋类 | 50克 | 50克 |
| 畜禽肉鱼类 | 50~75克 | 50~75克 |
| 蔬菜类 | 100~200克 | 150~300克 |
| 水果类 | 100~200克 | 150~250克 |
| 谷类 | 75~125克 | 100~150克 |
| 薯类 | 适量 | 适量 |
| 水 | 600~700毫升 | 700~800毫升 |

中国营养学会指导
中国营养学会妇幼营养分会编制

中国学龄前儿童平衡膳食宝塔
（图片来源：中国营养学会官网）

宝塔中的每一种食物都是劳动者们辛劳所得,我们一定要懂得珍惜食物,不浪费。

我的成长需要110~140天

我的成长需要60~90天

请好好爱惜我们呀!

## 二、食物多样,按时吃饭

宝塔中的食物可分成五大类,分别是谷薯类、蔬菜水果类、畜禽肉鱼蛋类、奶豆坚果类和油、盐。每层宝塔中的食物我们每天都需要选择吃一些。如果每天吃12种以上的食物或者每周吃25种以上的食物,就能够满足营养需要,更好地健康成长。

自古以来,中国人对吃饭就非常讲究,提倡吃饭要"有规律、有量"。因此,小朋友们要养成一日三餐定时、定量的好习惯,这样才利于大脑和消化器官的健康,保障身体更好地健康成长。

早 06:30~08:30

中 11:30~13:30

晚 18:00~20:00

一日三餐定时定量

## 三、足量饮水，少喝含糖饮料

水是人体内含量最多的物质，人体血液中大部分都是水分。我们每天通过喝水、吃东西和身体自身产生水这三种途径来获得所需要的水分。人体水一旦摄入不足，就会产生许多不良的影响。如果不喝水，人只能生存3天。每天至少饮水600~800毫升。

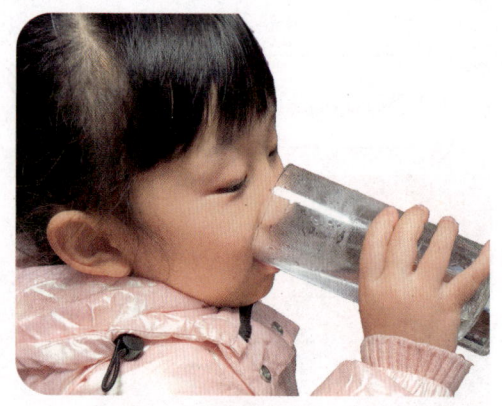

主动饮水

每天饮水应少量多次，要主动饮水，不要等感到口渴时再饮水，而且最好喝白开水。为了保护牙齿，建议不喝或少喝含糖饮料，也不能拿果汁替代水。

## 四、参与食物制作，培养良好的饮食习惯

我们每天都会吃不同的食物，例如：鸡蛋、牛奶、米饭、鱼、番茄等，这些食物在被端上餐桌前，都需要经过种植或养殖、生长、收获到被制作成食物的漫长过程。

小朋友们，请问你会帮助爸爸、妈妈制作食物吗？你知道一

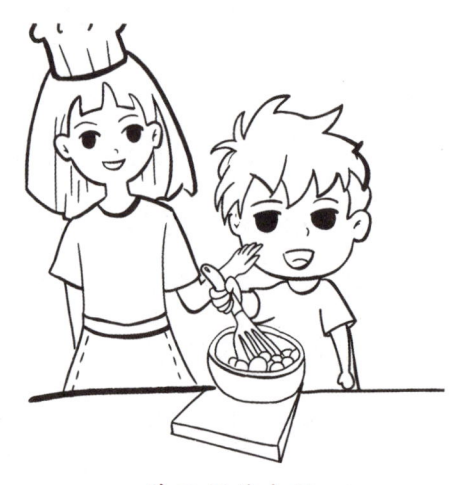

学习制作食物

个生鸡蛋是怎样变成可以吃的熟鸡蛋吗？不妨在爸爸、妈妈的帮助下煮一个鸡蛋，看看鸡蛋的奇妙变化吧！

在享用食物的同时，小朋友们也要养成良好的饮食习惯，做到饭前洗手、不挑食、不偏食、少吃零食；嘴里有食物时不说话，吃饭细嚼慢咽；饭后应漱口，并用毛巾擦嘴、擦手，保持个人卫生。养成良好的饮食习惯才能让我们的身体更健康。

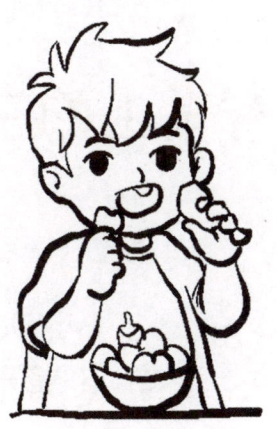

好好吃饭不挑食

## 想一想

请你说说看，下面这幅图上有哪些不好的饮食习惯？

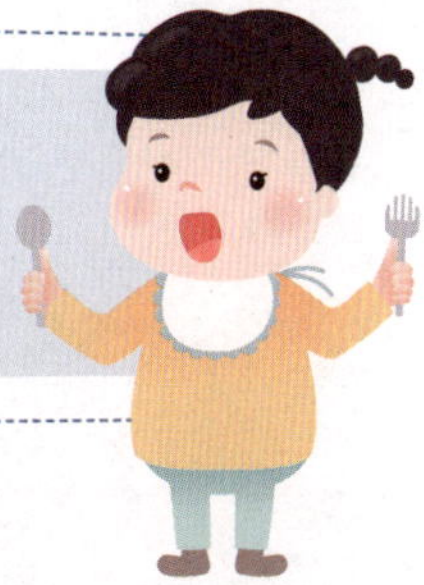

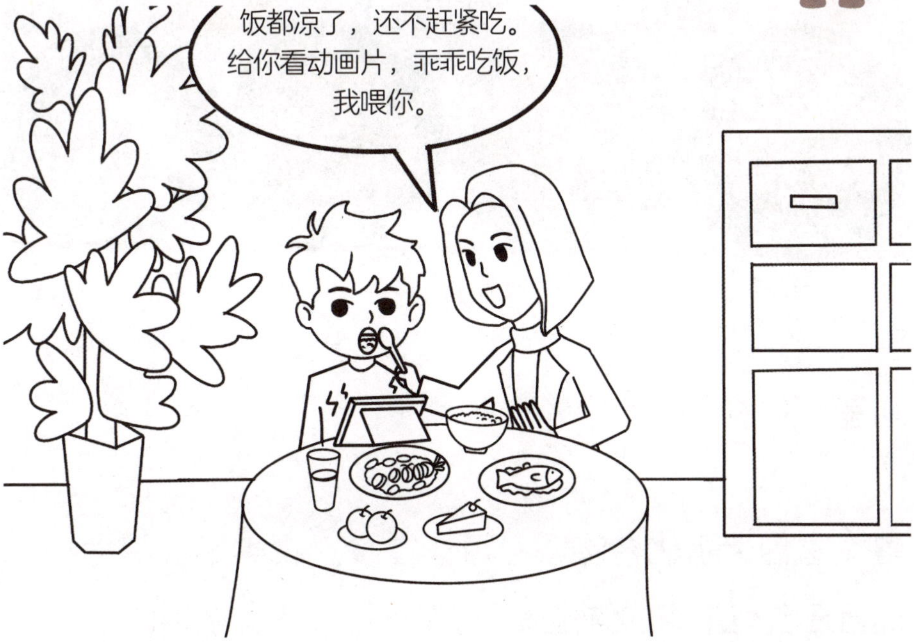

饭都凉了，还不赶紧吃。给你看动画片，乖乖吃饭，我喂你。

# 第二章
# 餐桌上的主食

## 一、主食多样化，适量吃粗粮

主食是指我们日常餐桌上的主要食物，主要包括谷类、薯类和豆类等，是身体所需蛋白质、碳水化合物、脂肪、矿物质和维生素等营养成分的主要来源。我们每天都需要吃一些主食，种类多样化才能营养全面。除精白米面外，还可以适量吃点粗粮，粗细搭配才更好。

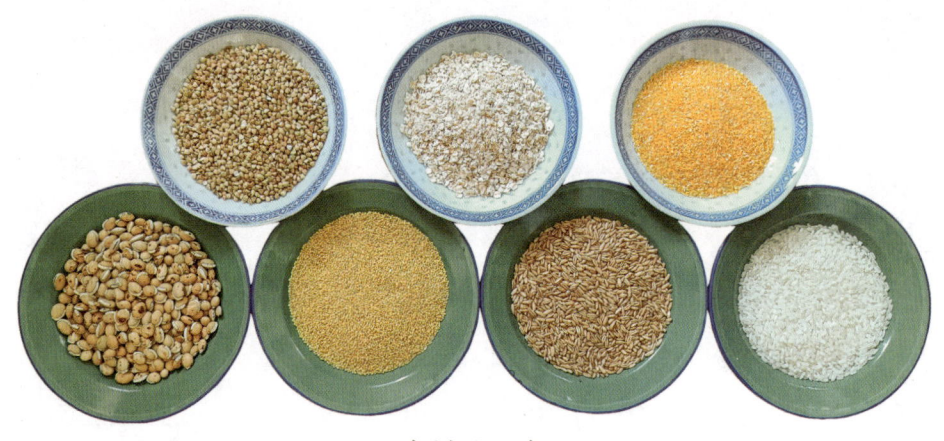

多样的主食

## 二、薯类也可作主食

薯类富含碳水化合物，也可作主食。薯类不仅膳食纤维含量高，而且还含有丰富的维生素和矿物质。

常见的薯类包括土豆、红薯、山药、芋头等，一般可以作为主食食用，也可以作为副食食用。

## 三、适量搭配杂豆

杂豆是指大豆之外的其他豆类，主要包括红豆、绿豆、花豆等。杂豆营养丰富，是谷物的好搭档。如红豆富含蛋白质、膳食纤维和微量元素（如铁等），绿豆富含蛋白质、B族维生素、钙和磷等矿物质。

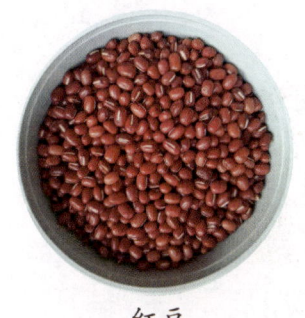
红豆

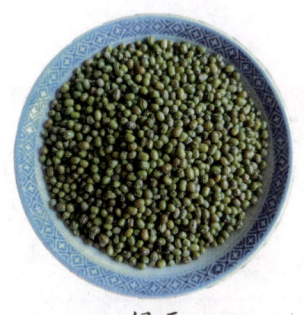
绿豆

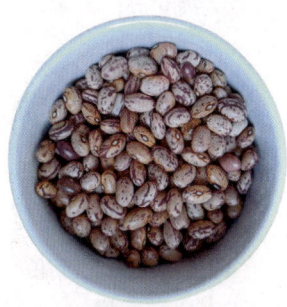
花豆

## 四、花样主食我会吃

主食搭配好，营养更全面。

 想一想

主食种类这么多，怎样搭配才好呢？

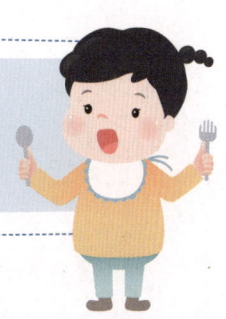

背一背

### 主食搭配小技巧

粗细搭着吃,细中有粗;粮豆混着吃,粮中有豆;
薯类经常吃,主副皆宜;同类换着吃,拒绝单一;
多色配着吃,少量多样。

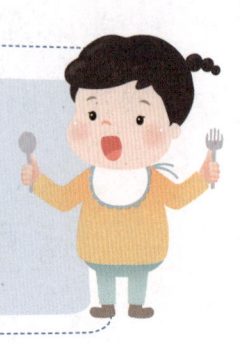

 动一动

花样主食巧搭配。

小朋友们,以下6幅图是我们日常生活中常见的主食,请你们在家长或老师的指导下,把常见主食的模具或照片摆出来,根据自己的喜好进行搭配,并在此基础上进行主食种类更换。小朋友们,试试看吧!

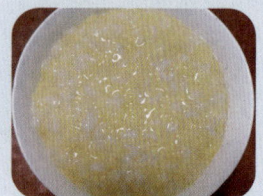
二米粥

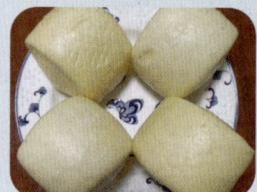
玉米卷

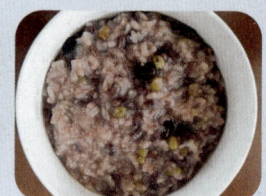
杂豆饭

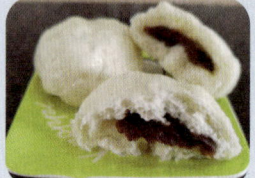
豆沙包

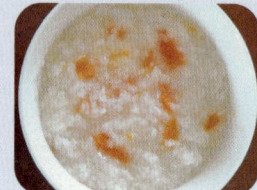
红薯粥

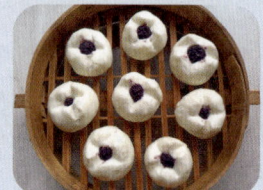
紫薯包

## 第三章
# 多吃色彩斑斓的果蔬

## 一、蔬菜每天都要吃

蔬菜每天都要吃，吃蔬菜可以让我们获得丰富的维生素、矿物质和膳食纤维，从而有助于保持健康。很多小朋友不爱吃蔬菜或者只爱吃肉，这样会导致营养不均衡，所以挑食、不爱吃菜是不可取的。对于2～5岁的小朋友而言，每天要吃够100～300克（相当于三个左右网球大小）的蔬菜。

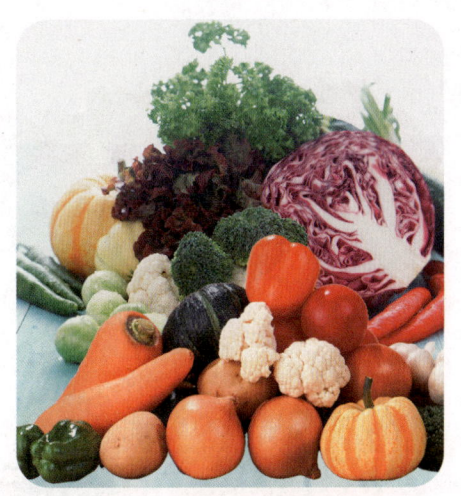

## 二、水果不能当饭吃

水果含有维生素、膳食纤维等营养成分，能提供营养、预防疾病，对于2～5岁的小朋友而言，每天要吃够100～250克（相当于两个网球大小）的水果。但是，水果虽好，不能替代正餐。水果富含膳食纤维，大量吃水果会影响其他营养成分的吸收，影响健康。

## 三、深色果蔬营养高

各种水果、蔬菜色彩斑斓，颜色有深、有浅。深色果蔬包括猕猴桃、西蓝花、橙子、胡萝卜、草莓、辣椒、葡萄和茄子等。深色果蔬富含花青素、维生素和矿物质，可以帮助我们预防疾病，增强记忆力，改善皮肤状况，改善视力，减少肥胖等。所以，每天吃深色果蔬，可以让我们健康成长。

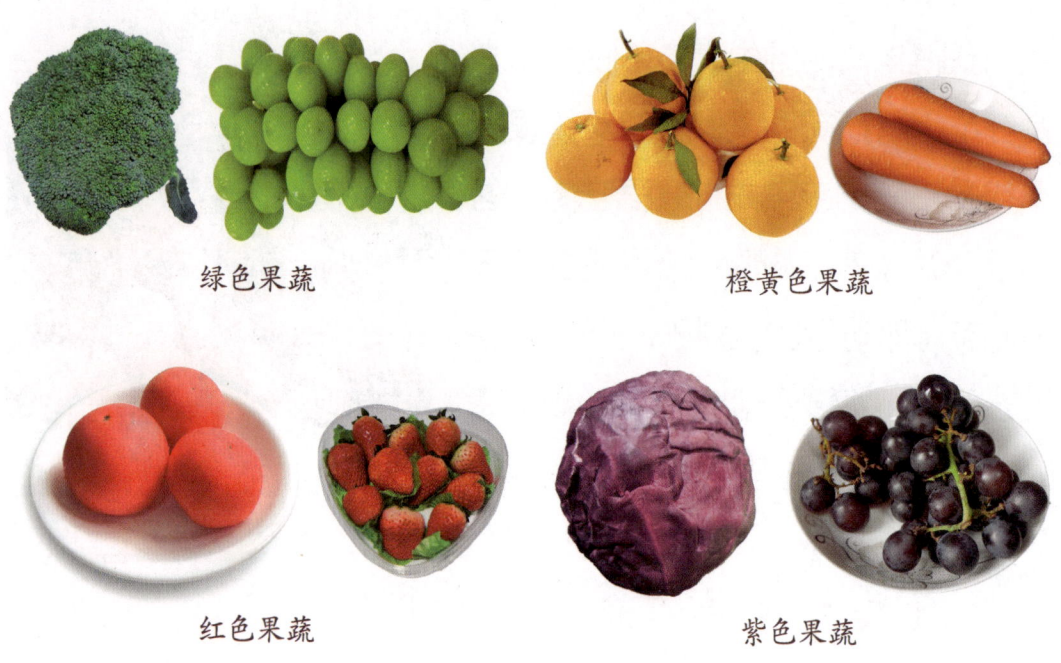

绿色果蔬　　　　　　　　橙黄色果蔬

红色果蔬　　　　　　　　紫色果蔬

## 四、果蔬对身体的帮助

果蔬对于我们身体的帮助很多。橘子、猕猴桃等水果中富含的维生素C，能帮助我们预防牙龈出血和牙髓炎；菠菜中富含的叶黄素、蓝莓中富含的花青素、胡萝卜中富含的胡萝卜素等，都能帮助我们保护视力；苹果、香蕉等水果中富含的膳食纤维，能帮助我们预防便秘；多吃果蔬还能预防我们的指甲起倒刺。所以，我们要多吃色彩斑斓的果蔬来维持和促进身体健康。

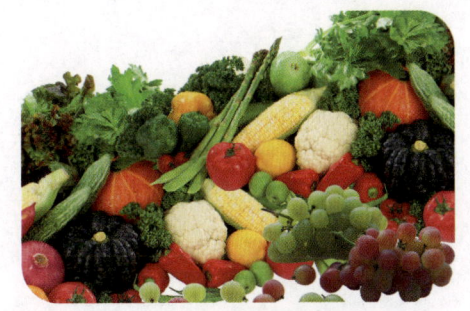

五彩斑斓的果蔬

### 想一想

小朋友们，回想一下，这两天你吃了多少种蔬菜？多少种水果？吃的量够吗？

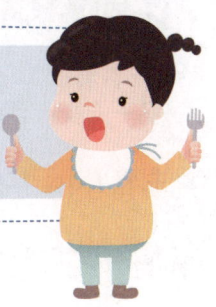

# 第四章
# 常吃鸡、鸭、鱼、蛋和瘦肉

## 一、每天吃肉身体好

鸡、鸭、鱼、蛋、瘦肉属于动物性食物，这类食物可以为我们提供丰富的蛋白质，促进我们的肌肉生长，让我们长得更高，更有力量，因此，我们每天都要吃相当于一个网球大小的动物性食物。

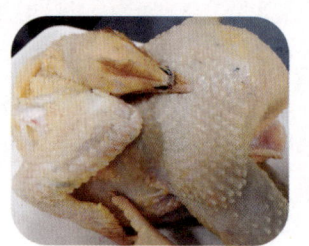 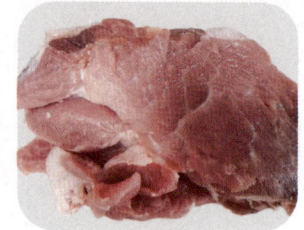 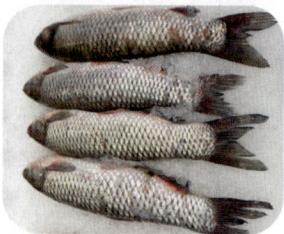

肉类

## 二、肉、蛋做熟最安全

生的肉、蛋中往往含有寄生虫、细菌、病毒等有害物质，如果我们吃了没煮熟的肉或蛋，这些有害物质就会进入我们的身体里，让我们患上疾病，影响我们的健康。因此，我们在吃肉、蛋的时候，一定要记得做熟后再吃。

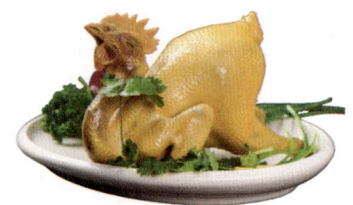
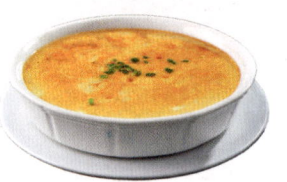

熟制的肉、蛋

## 三、吃肉剔骨、吃鱼去刺

肉类往往伴有骨头，鱼往往伴有鱼刺。如果我们不注意，吃到了含有骨头或鱼刺的肉，在咀嚼时容易损伤牙齿，刺伤口腔，造成疼痛、出血；在吞咽时，还容易被卡在咽喉，引起不适，严重时还会刺伤食管，造成食管出血等不良后果。因此，我们在吃肉前，一定要先把骨头或鱼刺挑出来丢弃，然后再吃肉。

## 四、腌肉、烤肉不多吃

腌肉或烤肉有特殊的香味，有的人很喜欢吃。但是肉经过腌制或烧烤之后会产生一些有害物质，如果经常吃腌制或烧烤的肉，容易增加身体患病的风险。因此，小朋友要少吃。

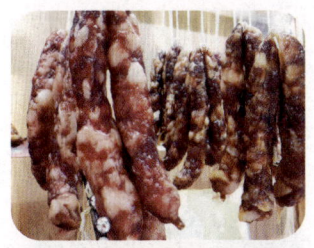
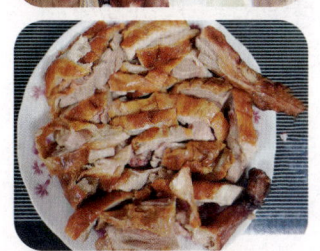

腌肉和烤肉

> **? 想一想**
> 1. 小朋友们，跟爸爸妈妈说说，这两天你吃了哪些肉、蛋类食物？你知道这些肉、蛋类食物对我们的身体有什么好处吗？
> 2. 看到爸爸妈妈吃腌肉和烤肉，你最想说什么？

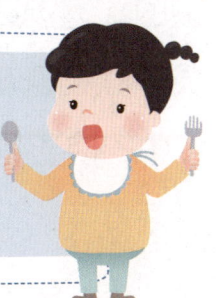

# 第五章
# 又鲜又香的肉汤

## 一、哪些肉类可以做成汤?

蛋白质是人体必需的营养素,我们只有不断地从食物中摄取足够的优质蛋白质才能健康地成长。

鸡肉、牛肉、羊肉、猪肉和鱼肉等都含有丰富的蛋白质,用这些食材可以做出各种美味鲜香的肉汤。

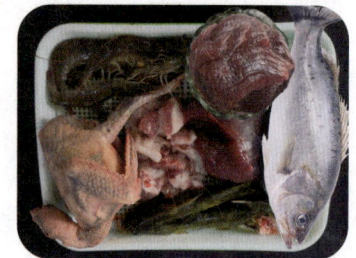

富含蛋白质的食物

## 二、肉汤为什么这么鲜?

肉汤中的鲜味主要是由氨基酸和多肽提供的。肉汤在熬制过程中,蛋白质会分解成多肽和氨基酸,还有核苷酸等物质溶于水中,使汤喝起来特别鲜美。

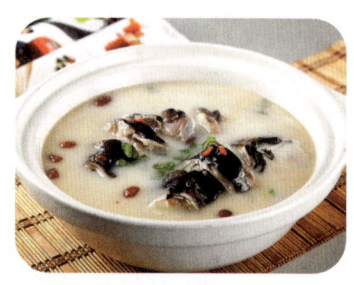

鱼汤

## 三、肉汤为什么这么香?

我们经常食用的各种肉中都存在不同含量的脂肪。在煮肉汤过程中,原料肉中的脂肪从细胞中游离出来;脂肪还是脂溶性风味物质的良好溶剂，这些都能为肉汤带来特殊的香味。

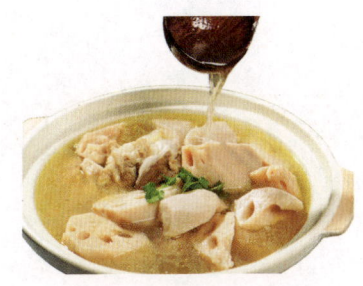

煮汤

## 四、怎样喝汤才健康？

喝汤一定要少放盐，盐多不利于我们身体健康。

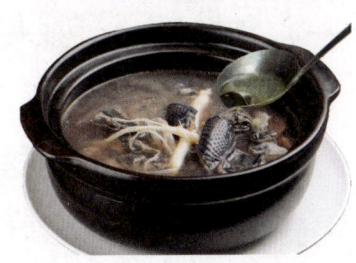

去油

大家喝汤时看到过汤上面浮着一层亮晶晶的油吗？小朋友如果吃太多油，可是会长胖的哟，所以我们在喝汤前可以先去掉上层的部分油脂。

饭前应该先喝汤，汤中的水分和风味物质可以帮助我们的胃肠道做好消化的准备，让食物中的营养成分吸收得更充分。

肉汤中溶解营养物质很少，大多数营养素仍然在肉里，所以小朋友喝汤的同时一定要吃肉哟！

 想一想

1. 小朋友们，妈妈是怎样煮汤的？喝汤需要注意哪些方面呢？
2. 汤为什么鲜又香？

# 第六章
# 每天喝奶常吃豆

## 一、喝奶帮助长个子

奶类是钙和优质蛋白质的良好食物来源之一,是膳食中的重要食物。钙是构成骨骼的重要成分,摄入充足的钙是骨骼健康的基础,因此,小朋友每天喝350~500毫升奶类,可以帮助我们长个子。

## 二、喝奶增强免疫力

我们的身体需要补充许多营养素,例如:蛋白质、钙、脂肪、维生素A、B族维生素等,奶是这些营养素的重要来源之一,所以喝奶能增强免疫力,让我们的身体变得棒棒的。

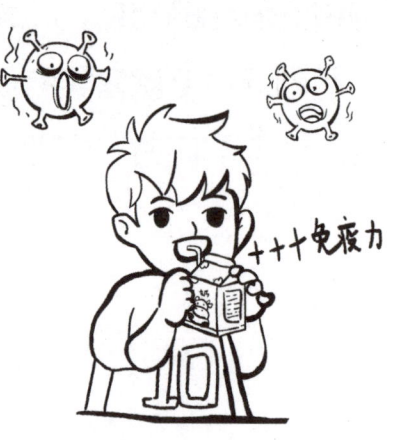

喝奶增强免疫力

小朋友们,超市里面有各种各样的乳与乳制品,怎么来挑选呢?不同乳与乳制品的营养成分差别不大,小朋友们可以根据自己的喜好来选择。常见的乳与乳制品有以下几种:鲜奶、奶粉、酸奶、奶酪、炼奶等。但含乳食品通常乳含量较少,营养远不如鲜奶和奶粉。

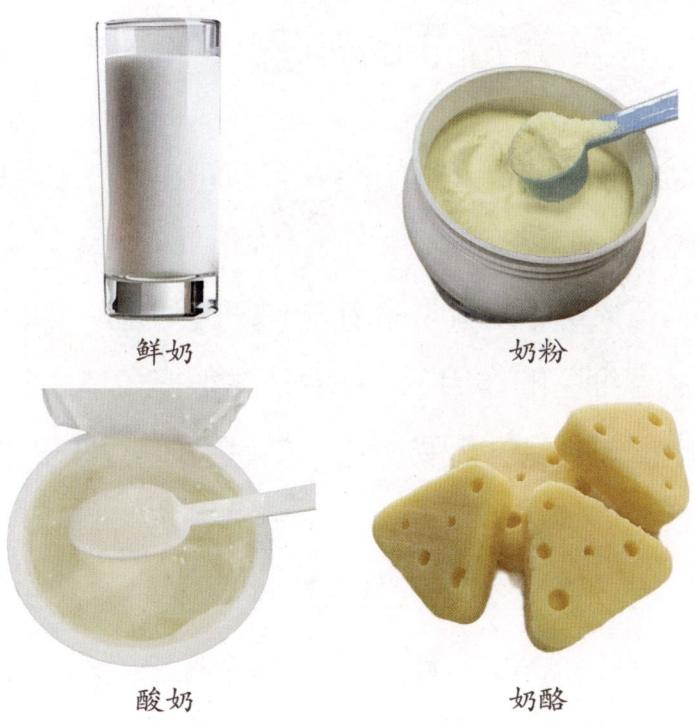

鲜奶　　　　　奶粉

酸奶　　　　　奶酪

小朋友们，你们每天都喝奶吗？应养成天天喝奶的好习惯。任何时间都可以喝奶，比如早餐一杯牛奶、午餐一杯酸奶。也可将乳制品融入一日三餐，比如酸奶水果沙拉、奶酪蔬菜沙拉等。

## 三、变着花样来吃豆

小朋友们，你们知道吗？豆制品也是优质蛋白质的良好来源，我国大豆制品有上百种，大豆及其制品可以换着花样经常吃，常见的豆制品有豆浆、豆腐脑、豆腐干、腐竹、豆腐皮、腐乳、豆豉等。

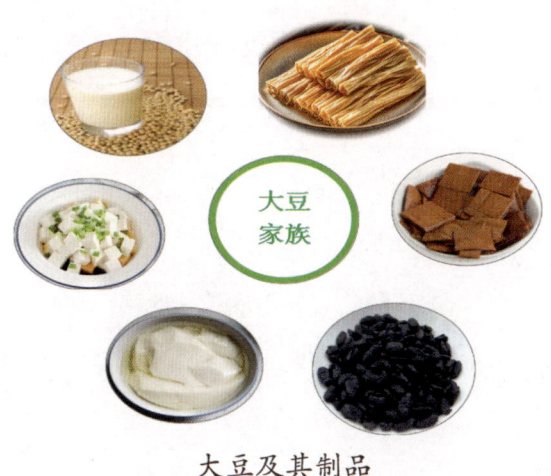

大豆及其制品

## 四、多吃豆子爱放屁的秘密

大豆中含有多种抗营养因子,经过加热煮熟才可以将它们除去,因此豆浆必须煮熟后喝。

豆子中含有大量不易吸收的物质(如低聚糖),当这些物质进入大肠时,在肠道细菌的作用下,就会产生很多气体,气体随着大肠的蠕动被排出体外的现象就是放屁。这就是多吃豆子爱放屁的秘密。

### 儿歌

牛奶浓浓促生长,大豆颗颗好营养。

每天喝奶常吃豆,身体健康不生病。

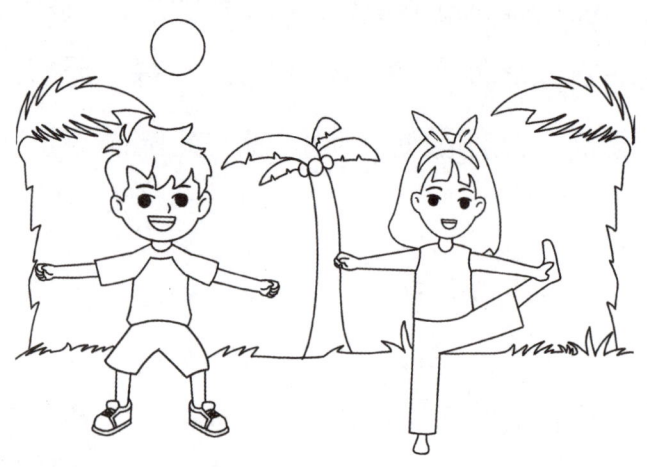

健康成长

> **！动一动**
> 
> 小朋友,动起手来,和妈妈一起制作一杯浓浓的豆浆吧!

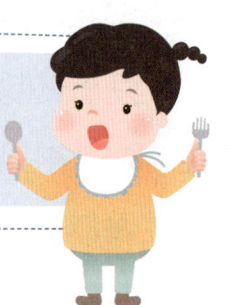

第七章

# 认识食盐：百味之首限量吃

## 一、盐是百味之首

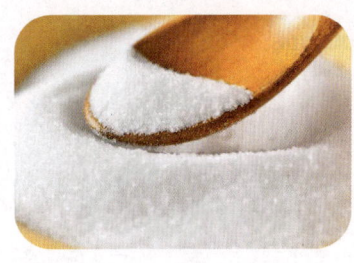
盐

食盐是膳食中不可缺少的调味品，号称百味之首。

食盐的主要成分是氯化钠。钠是人体不可缺少的物质。

看看这鸡汤，加盐才能更美味哦。

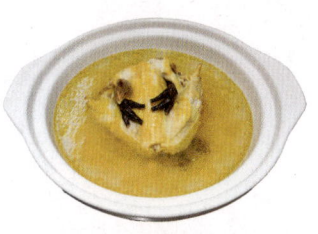
鸡汤

## 二、为什么不能多吃盐？

虽然食盐是百味之首，但决不能多吃，如果盐摄入过多，人体就会出现口渴、尿频的现象。长期盐摄入过多，还会导致高血压等疾病。

《中国居民膳食指南（2022）》中，建议2～3岁的小朋友每日摄入食盐的量不超过2克，4～5岁的小朋友则不超过3克。

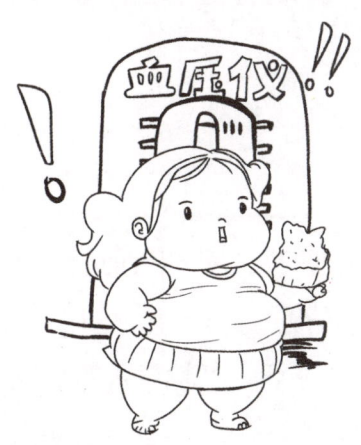

## 三、小零食里藏着盐

很多零食含盐量高，小朋友们要尽量少吃盐含量高的小零食。

这是豆干，它可是加了好多盐哦。

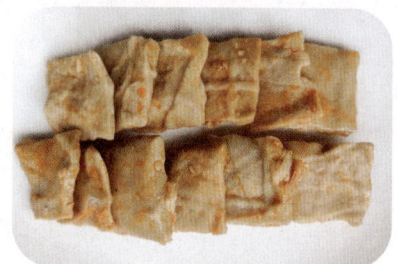

这是海苔，它也含有大量的盐哦。

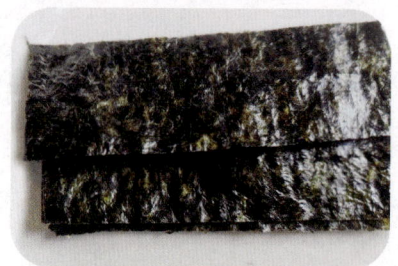

这是薯片，是不是很多小朋友都爱吃？要注意：薯片的盐含量通常非常高！

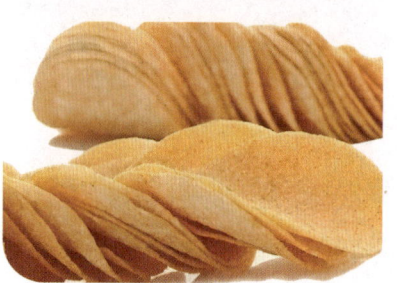

## 四、调味品里藏着盐

平时我们做菜用的各种调味品中或多或少都含有盐，吃多了也会对健康带来不利影响，所以含盐量较高的调味品要少吃。

这是酱油，盐是它的主要成分之一哦。

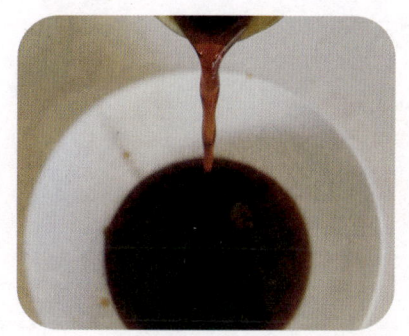

这是豆瓣酱，它的含盐量可高了。

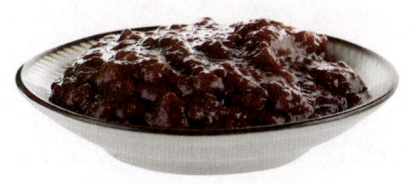

还有就是各种腌制菜，比如咸菜、酸菜、咸鱼等，都含有大量的盐，可不要多吃哟！

### ? 想一想

1. 小朋友们，盐吃多了对身体没有好处，请你告诉爸爸妈妈哪些食物中含盐比较多。
2. 小朋友，问问妈妈，鸡精里是否含有食盐？

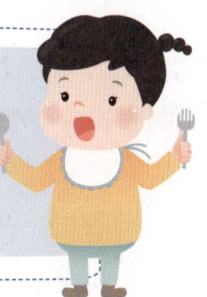

# 第八章
# 少喝饮料少吃糖，保护牙齿和口腔

## 一、饮料里面有什么？

饮料五颜六色真好看，有的喝起来甜甜的，有的喝起来酸酸的，但都含有很多的糖。

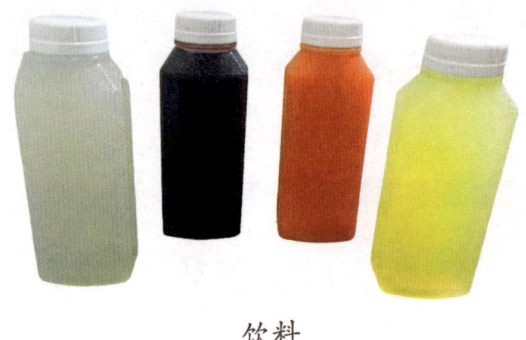

饮料

## 二、糖吃多了长蛀牙

经常吃糖，没有认真刷牙，时间长了就会形成可怕的蛀牙。

吃糖后一定要记得刷牙或者漱口，保持牙齿的干净。

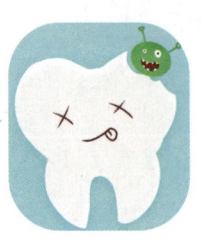

蛀牙

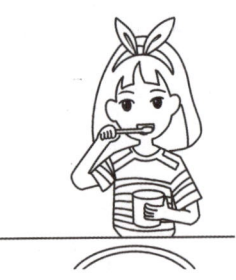

刷牙

## 三、糖吃多了会长胖

糖虽然很美味，但是要记住不能多吃。因为糖会产生大量的热量，吃得过多小肚子会慢慢变得圆鼓鼓，身体也会变得胖乎乎，对健康不好哟！

## 四、少喝含糖饮料

让我们成为爸爸妈妈的好榜样，一起养成多喝白开水、少喝含糖饮料的好习惯。

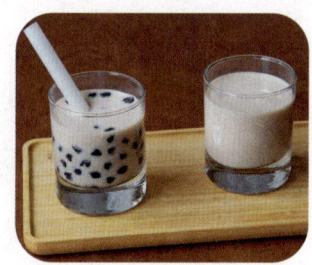

少喝奶茶

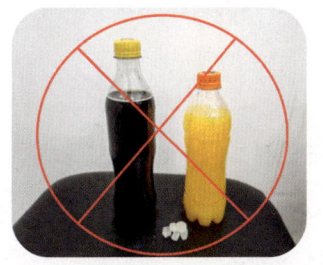

拒绝含糖饮料

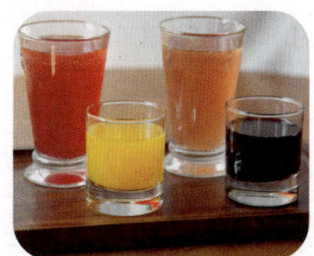

适量饮用自制果汁

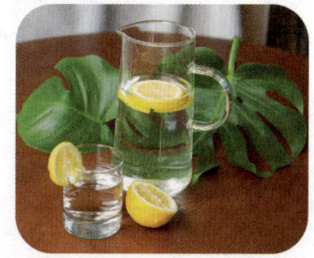

多喝柠檬水

> **动一动**
>
> 1. 找找你家里是否有含糖饮料？告诉爸爸妈妈少喝含糖饮料。
> 2. 请你在爸爸妈妈的帮助下，为自己配制一杯柠檬水，看看是不是你喜欢的味道，让我们一起养成健康饮食的好习惯吧！

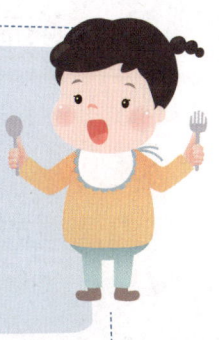

# 第九章
# 选零食的科学

## 一、三餐两点最合适

早餐、午餐、晚餐是固定的一日三餐，但小朋友胃容量相对较小，容易饿，所以要少量多餐。为了让小朋友营养均衡，可以在早餐与午餐之间、午餐与晚餐之间加餐，也称为"三餐两点"。

## 二、加餐首选是奶类

奶类是营养价值最高的食物之一，在我们刚出生几个月内，仅仅依靠妈妈的乳汁或者配方奶粉就能供给身体所需的全部营养，因而奶类是我们加餐的首选。

## 三、加餐还可选水果

水果可以为人体提供水分、糖类、矿物质和维生素等营养成分，只需清洗或者去皮就可食用，也是我们加餐的好选择哦。

> **看一看**
>
> 小朋友，你认识下面的水果吗？
>
>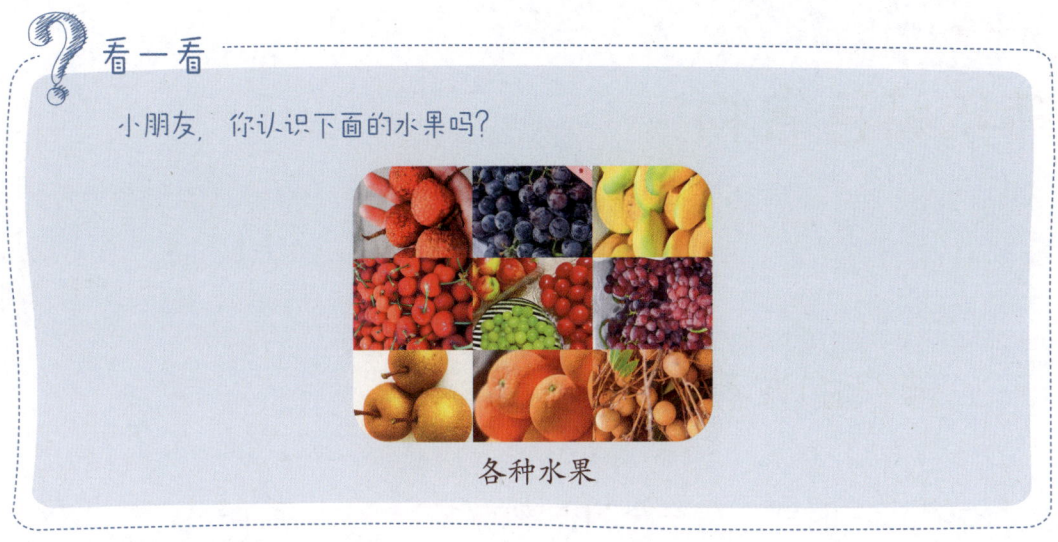
>
> 各种水果

## 四、坚果也是好选择

花生、核桃、榛子、巴旦木等，这些我们常吃的食物，通常都有坚硬的外壳，称为坚果类食物。大多数坚果富含蛋白质、脂肪、各种矿物质和B族维生素，也是我们加餐很不错的选择。

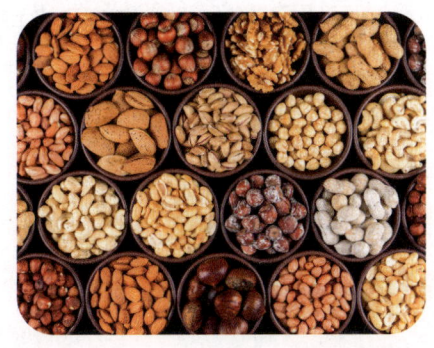

坚果

> **说一说，画一画**
>
> 我们今天吃的零食有哪些？

# 第十章
# 传统特色食物

## 一、神农的发现

早在远古时期,有一个叫神农的人,为了让部落里的人们能够吃饱饭、不生病,跋山涉水,尝遍百草,发现了很多能健身防病的食物。

神农发现了一种树叶,既可以解渴,又可以清理肠胃解毒,这就是我们现在喝的"茶"。

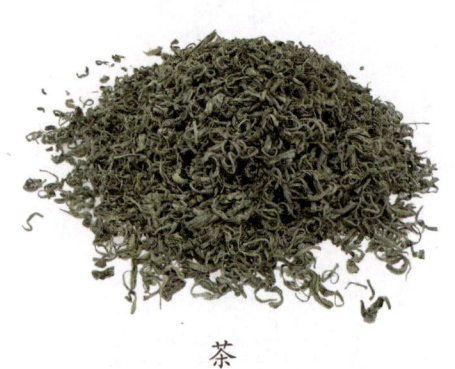

茶

## 二、认识健身防病的食物

能健身防病的食物有很多,例如:莲子、枸杞、黑芝麻、山药、红枣等。

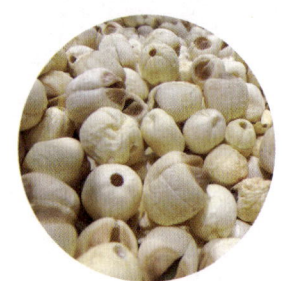

白胖胖的莲子

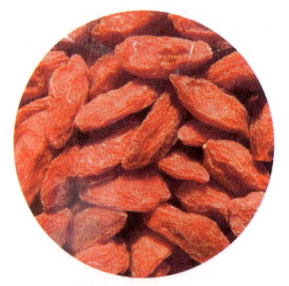

红彤彤的枸杞

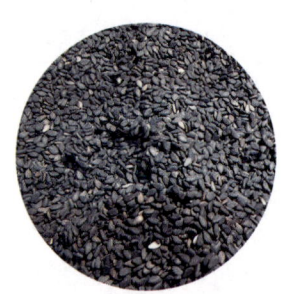

香喷喷的黑芝麻

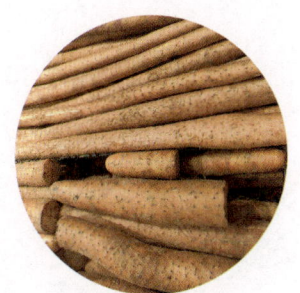
软糯糯的山药

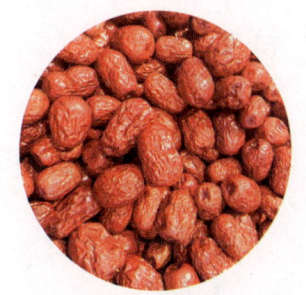
甜丝丝的红枣

## 三、健身防病的传统特色食品

**1 银耳**

银耳泡发煮熟后白白胖胖、滑溜溜,可以让我们的皮肤白嫩,更漂亮!

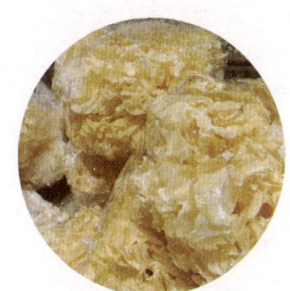
银耳

**2 山楂**

小朋友们吃多了零食,肚子不舒服,怎么办呢?适量的山楂可以帮助消化。

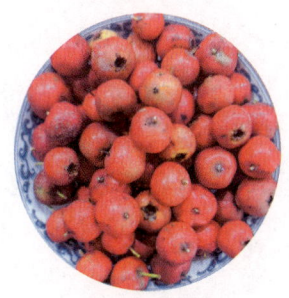
山楂

**3 莲子枸杞银耳羹**

莲子枸杞银耳羹就是把莲子、枸杞、银耳、红枣等搭配起来,烹饪后变成了营养又健康美味的汤!

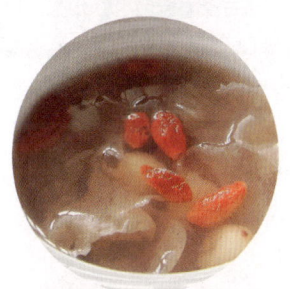
莲子枸杞银耳羹

## 四、健康食物歌

### 健康食物大家找

小朋友们拍拍手,一起来寻健康宝,
健康藏在哪里呢?答案就在口中找。
莲子枸杞黑芝麻,山药银耳和红枣,
健康食物大家爱,助你成长身体好。

? 想一想

小朋友们,快跟爸爸妈妈说说,你记住了哪些健身防病的食物呢?

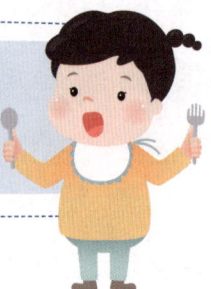

# 第十一章
# 好看但不一定能吃的蘑菇

## 一、各种各样的蘑菇

蘑菇是餐桌上常见的菜品，美味又营养，富含人体需要的必需氨基酸、矿物质、维生素等多种营养成分。蘑菇有人工培植的，也有野生的。野生蘑菇一般生长在野外的大树下，种类多样。

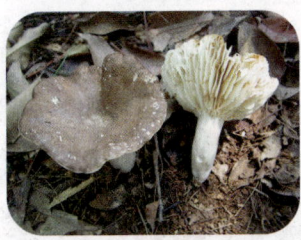

大树下的蘑菇

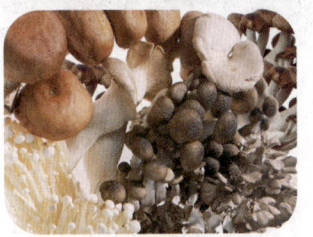

餐桌上的蘑菇

这些是可食用的蘑菇：

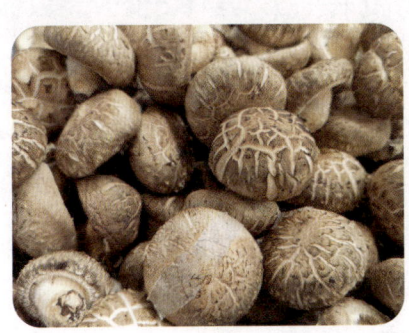

香菇

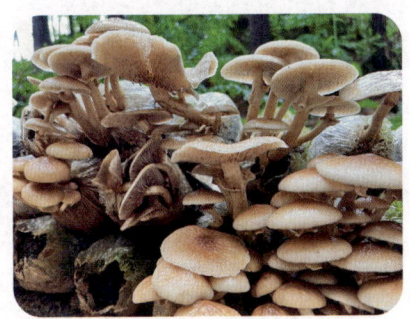

新鲜茶树菇

## 二、颜色鲜艳的蘑菇往往毒性大

野生蘑菇种类繁多，是世界上种类较多的物种之一。春秋两季都是蘑菇生长发育的高峰期。它们喜欢阳光少,阴湿温度高的环境。有些蘑菇颜色鲜艳,外形美观,虽然漂亮,却有毒,食用后会出现头晕、呕吐、腹痛,甚至导致死亡,所以,小朋友们千万不要采摘、食用野生蘑菇哟!

这些是毒蘑菇:

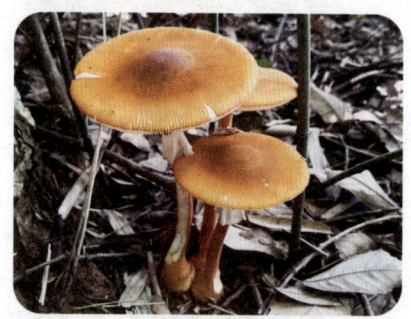
土红粉盖鹅膏

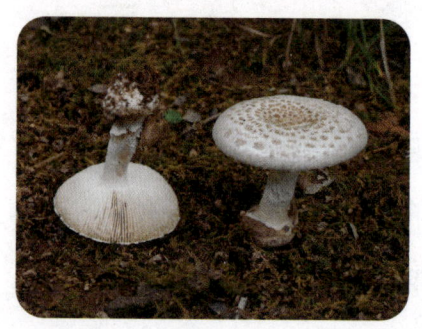
雀斑鳞鹅膏

## 三、野生的蘑菇不能采食

四月春末入夏季,雨后山中湿气暖,土壤中的孢子吸收养分,撑开小伞变成蘑菇。蘑菇种类繁多,资源丰富,但其中有些蘑菇却有剧毒。在野外,有毒蘑菇和无毒蘑菇很难辨认,因此,我们绝对不能采食野生的蘑菇。

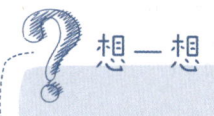
想一想

我们为什么不能采食野生的蘑菇?

# 第十二章
# 我的餐盘我做主

## 一、我会选择健康的食物

要新鲜应季：选择新鲜和当季的食物，可以更好地保证食物的营养。

看颜色品种：果蔬要色彩丰富，品种要多种多样。

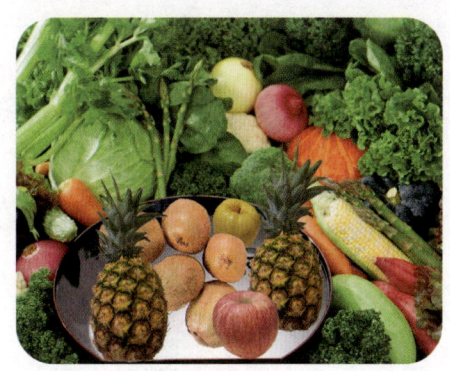

各种果蔬

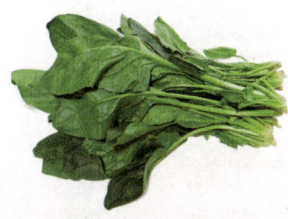

深绿色果蔬：菠菜、油菜、芹菜、空心菜、莴笋叶、韭菜、西蓝花、茼蒿、萝卜缨、芥菜、豆瓣菜、猕猴桃等

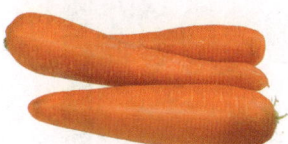

橙黄色果蔬：胡萝卜、黄番茄、南瓜、柑橘、柚子、柿子、芒果、哈密瓜、黄彩椒、香蕉等

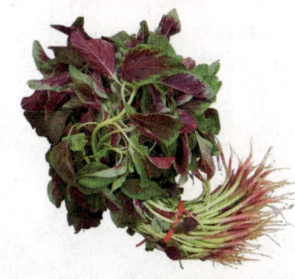

红紫黑色果蔬：红苋菜、红辣椒、紫甘蓝、红菜薹、干红枣、樱桃、西瓜、桑葚、醋栗等

## 二、学会合理搭配食物

七类食物很重要,儿童餐盘要牢记。看看下图的中国儿童平衡膳食算盘:五六份是谷薯,四五份为蔬菜,还有水果三四份;豆奶坚果和肉类,统统都是两三

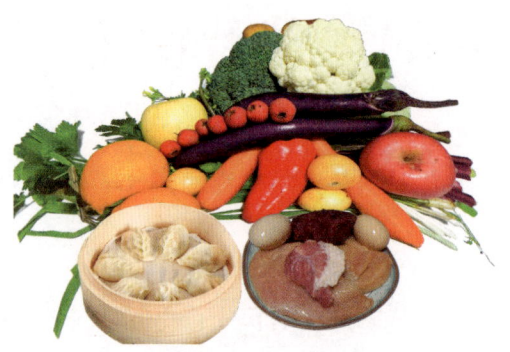

各种健康的食物

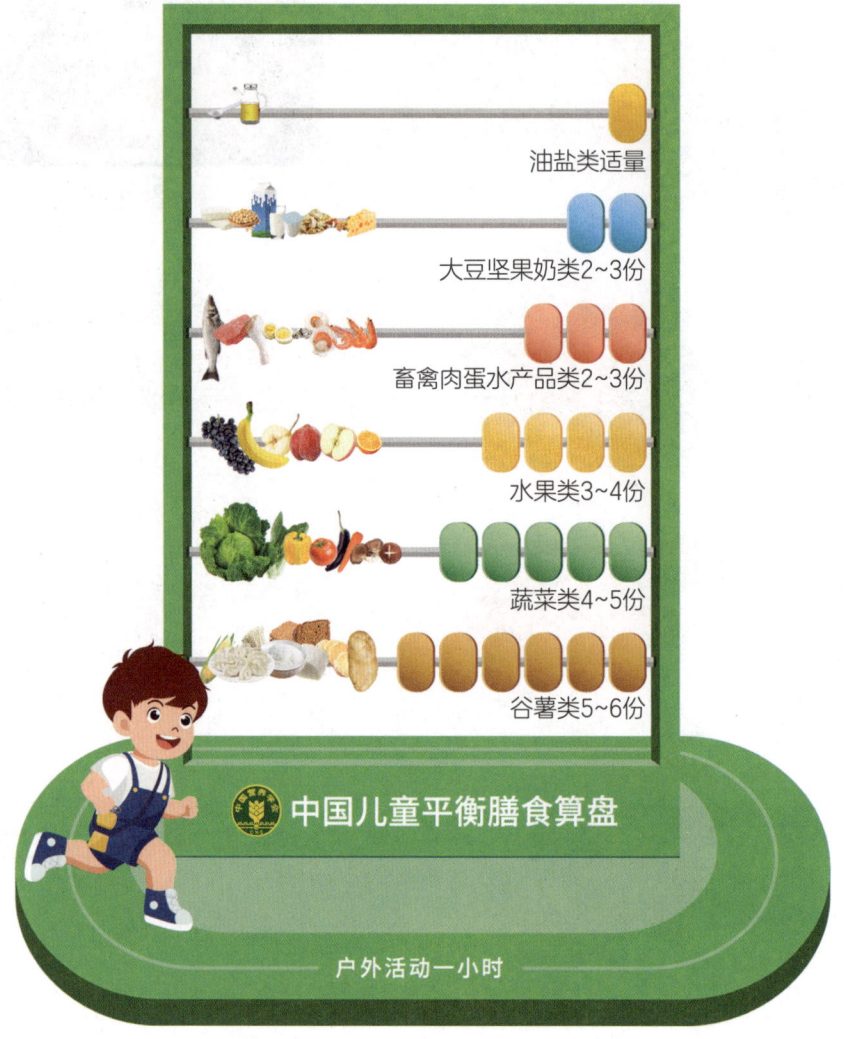

中国儿童平衡膳食算盘
(图片来源:中国营养学会官网)

份；油盐很香需牢记，不可多吃要适量；还要喝水和运动，健健康康身体棒。

## 三、分享食物，关爱家人

分享是美德，也是一种快乐。我们在分享美食的同时，也是在关爱家人、分享健康！

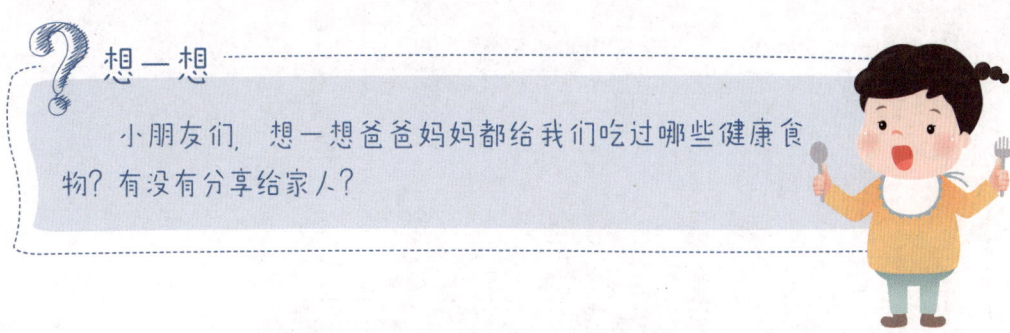

想一想

小朋友们，想一想爸爸妈妈都给我们吃过哪些健康食物？有没有分享给家人？

# 第四篇
# 饮食好习惯

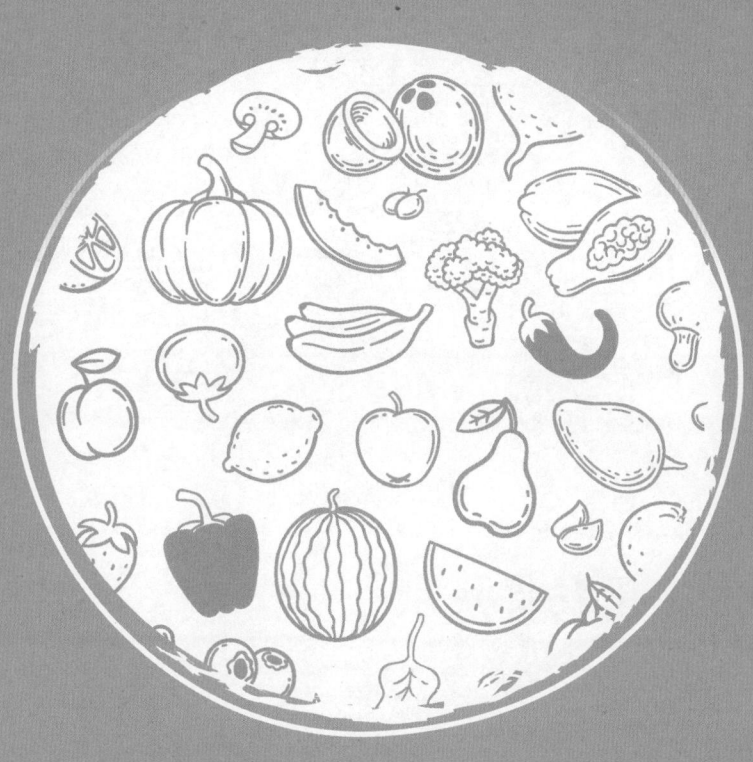

# 第一章

# 儿童餐桌礼仪：
# 讲礼貌、守规矩

## 一、中华礼仪我知道

中国是传统的礼仪之邦，吃饭用餐都很讲究。吃饭的仪式感从古流传至今。学习礼仪，传承礼仪，从我们做起。

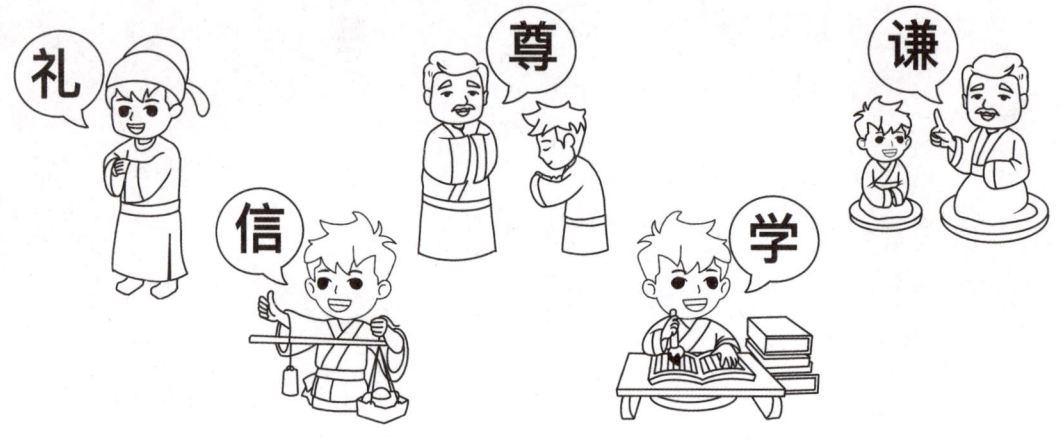

中国传统礼仪

## 二、正确使用餐具

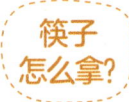

筷子使用要成双，说话时要放下筷子，不可用筷子敲碗或打闹。

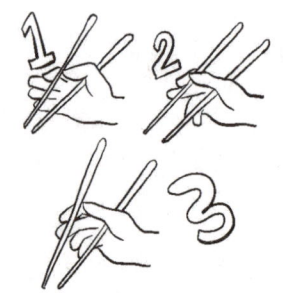

筷子使用方法

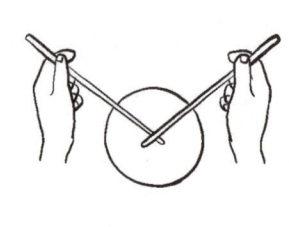

筷子错误示范

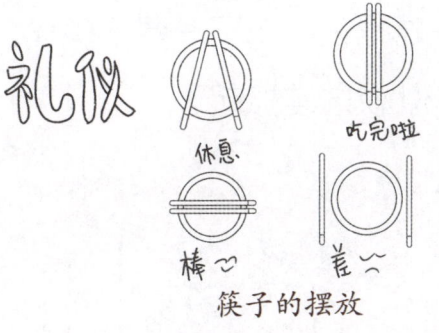

筷子的摆放

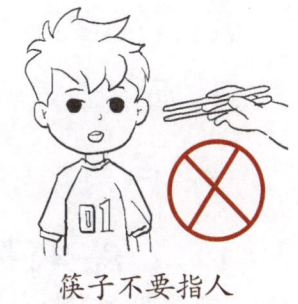

筷子不要指人

**小碗怎么端?**

吃饭时碗要扶好,不可倾斜,也不可拿着碗乱跑。

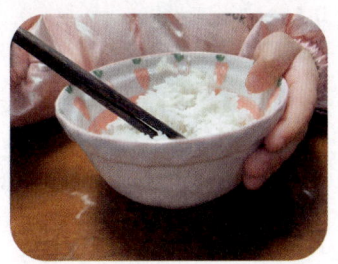

扶碗正确做法

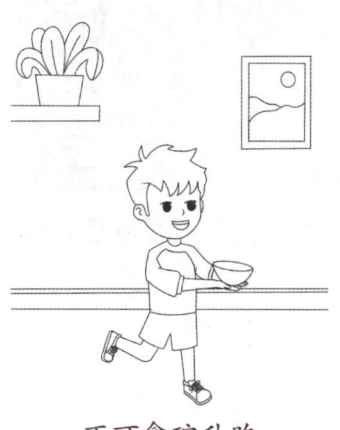

不可拿碗乱跑

**平稳把勺拿**

勺子盛汤别太满,慢慢舀,轻轻喝,不把勺子当玩具。

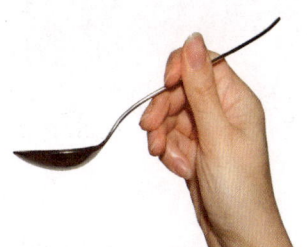

勺子的持法

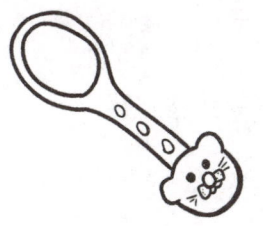

勺子不是玩具

## 三、学习餐桌礼仪

学习礼仪从我做起:守时惜时修养好,各就各位排好队;穿戴整洁精神好,言行文明素质佳;长辈盛饭说谢谢,开餐之后不吵闹；饭前餐后要洗手，咳嗽喷嚏捂住嘴。不浪费不挑食，珍惜粮食要光盘。懂礼貌守规矩，中华礼仪娃娃抓起。

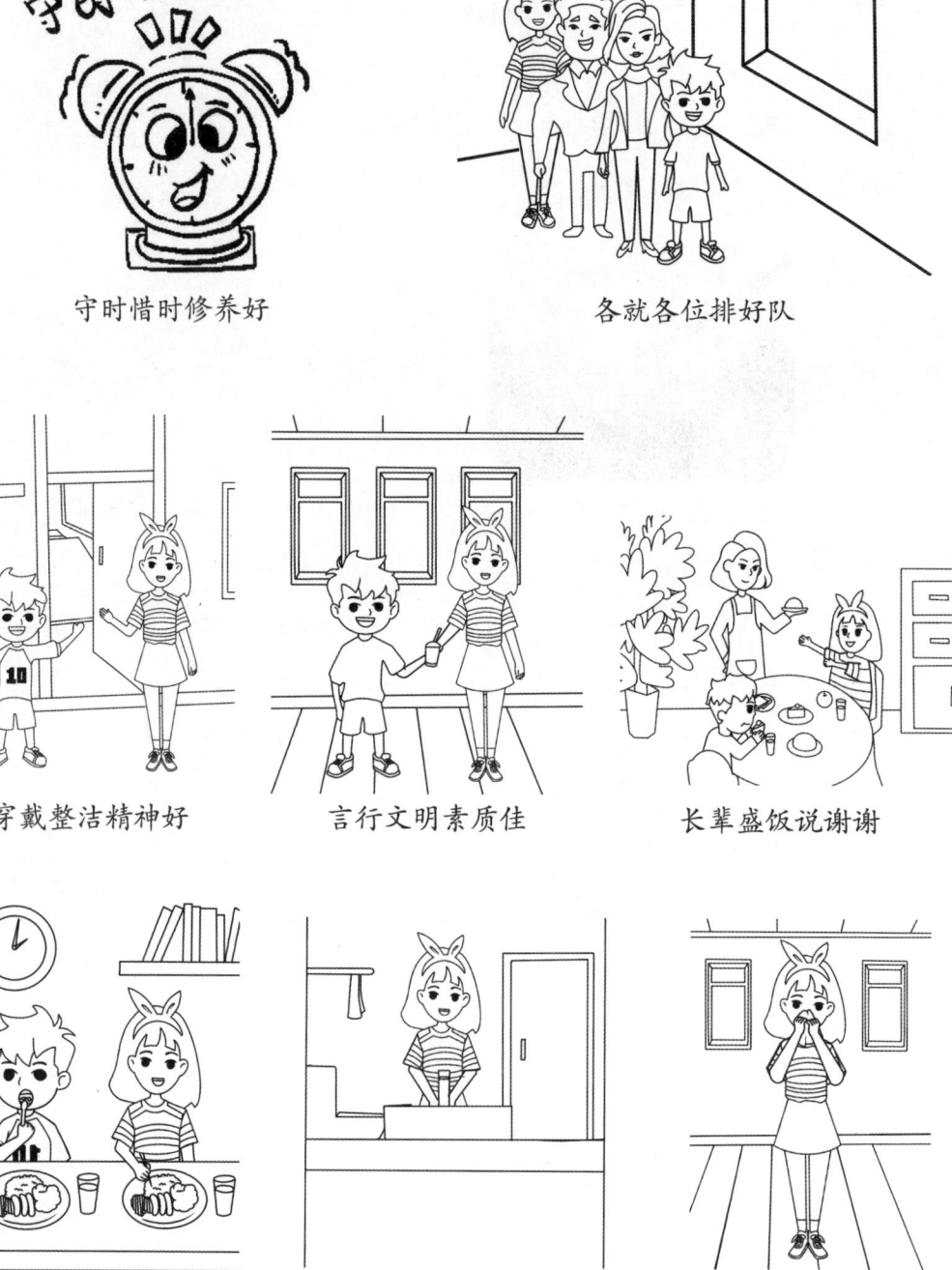

守时惜时修养好　　　　各就各位排好队

穿戴整洁精神好　　言行文明素质佳　　长辈盛饭说谢谢

开餐之后不吵闹　　饭前餐后要洗手　　咳嗽喷嚏捂住嘴

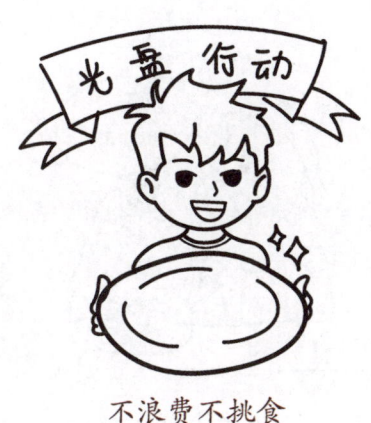
不浪费不挑食

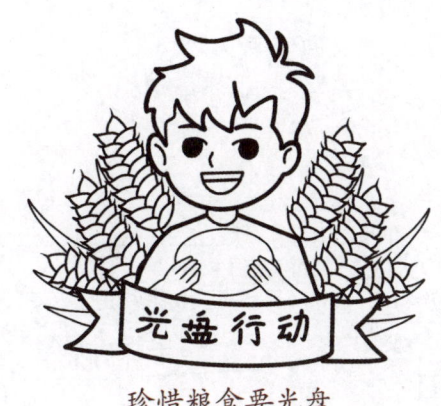
珍惜粮食要光盘

## 四、不文明用餐行为

用餐喧哗、打闹，或是挑食厌食、浪费食物等，这些都是不文明的用餐行为，小朋友们要杜绝哟。

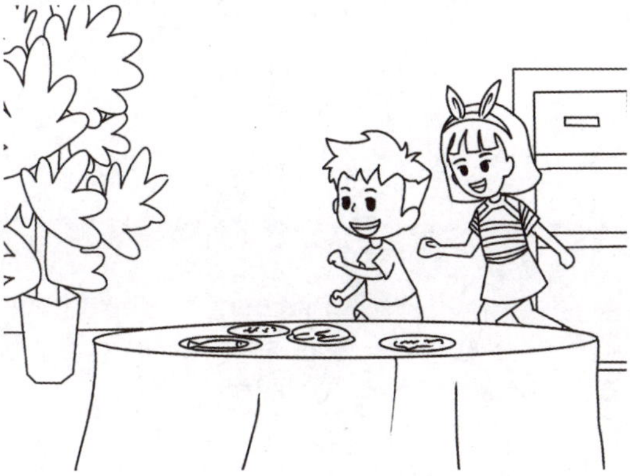

用餐喧哗、打闹

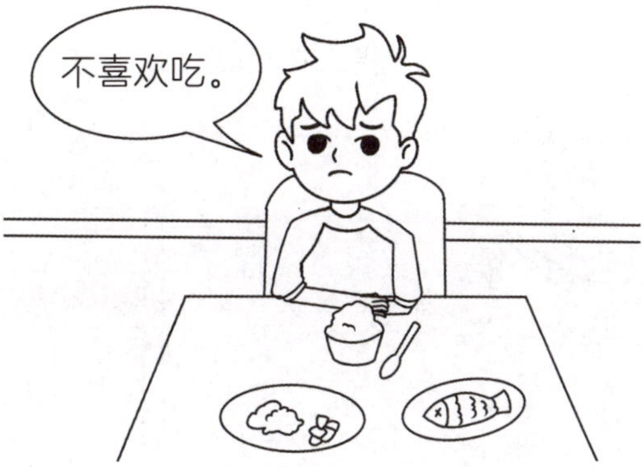

挑食厌食、浪费食物

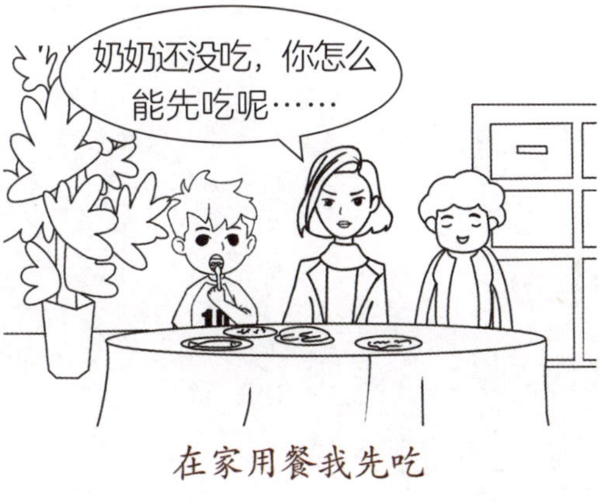

在家用餐我先吃

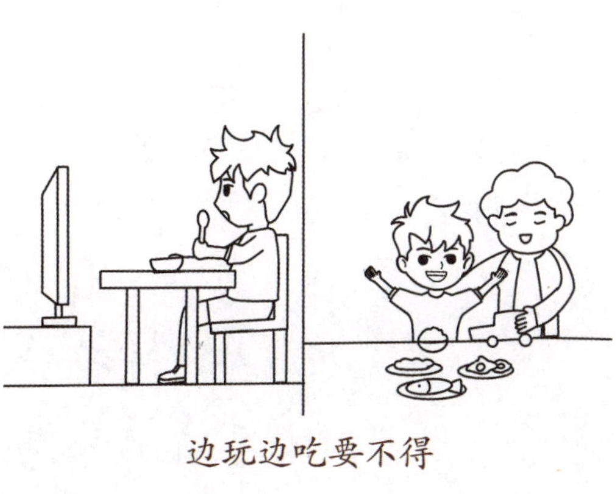

边玩边吃要不得

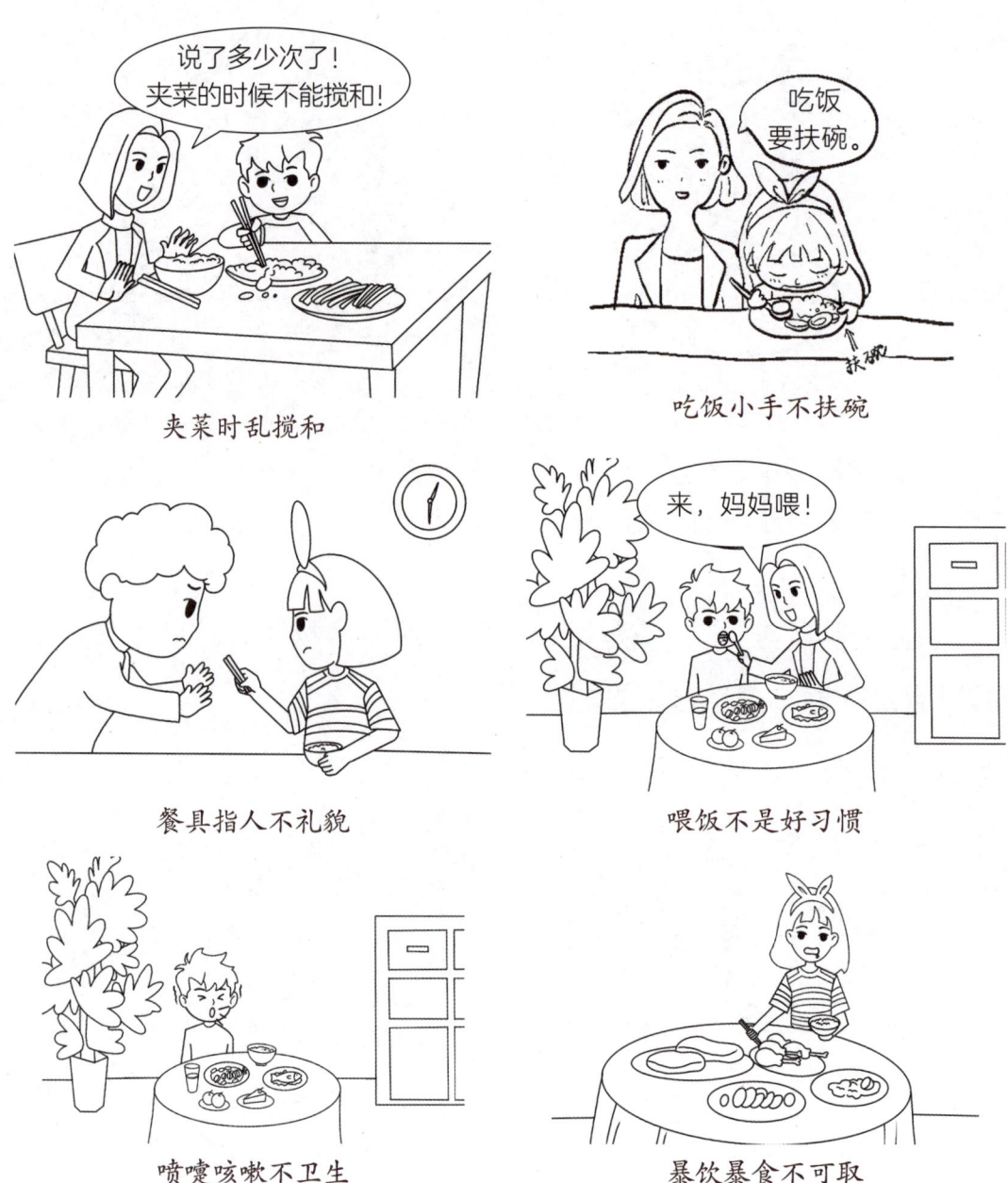

## 五、礼仪小儿歌

### 礼仪小儿歌

穿戴整洁洗净手,准时到场坐桌前。
身体坐直腿并拢,言行文明用公筷。

打喷嚏时肘捂鼻，莫翻菜来莫挑食。
左手扶碗不离桌，右手拿勺稳抓牢。
一口一口自己吃，宝宝干净又安静。
一粥一饭真不易，珍惜粮食我做起。
中华美德需传承，文明用餐我先行。

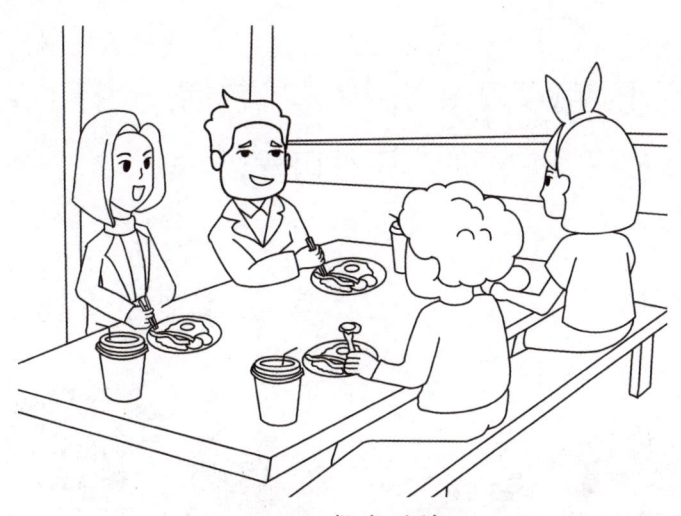

文明用餐我最棒

 练一练

礼仪小剧场

进行分组，让小朋友们进行文明用餐的场景演练，模拟一次文明用餐的注意事项。

从如何拿餐具到餐桌文化进行模拟表演，加深孩子们的印象。

小朋友们表演时，可用录像、拍照等方式记录文明用餐的过程，同时提醒大家，回家后也可和家里的长辈们分享所学的文明用餐行为，做一个真正的文明礼仪传承者。

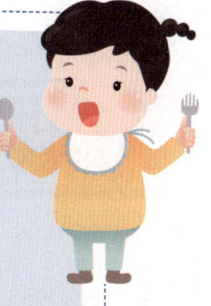

# 第二章
# 公筷公勺卫生健康

## 一、我有专属小餐具

今天,妈妈给我买了一套新餐具,包括一个杯子、一个碗、一把勺子和一副筷子。它们的样子很可爱。

我的专属小餐具:  爸爸、妈妈的专属餐具:

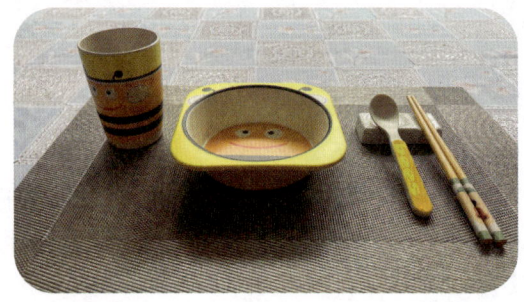 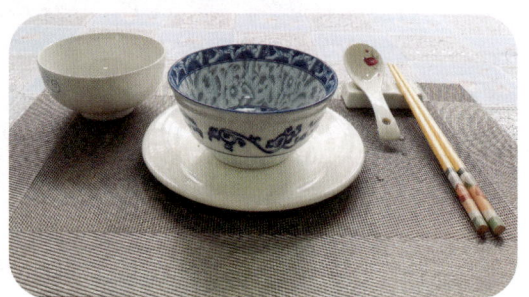

## 二、家庭用餐也要用公筷公勺

### 1. 公筷公勺我知道

公筷公勺是多人合餐时,每人面前摆放两双筷子,一双取食筷,一双进食筷。一般来说,两双筷子的颜色要做到不相同,取食筷也比进食筷更长些。公筷公勺或者也可以是"一菜一筷、一汤一勺"。

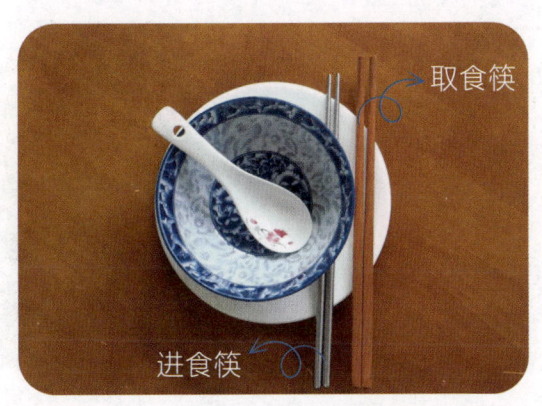

公筷公勺我知道

> **说一说**
>
> 下面两幅图中是公筷公勺的两种准备方式,你更喜欢哪一种呢?
>
>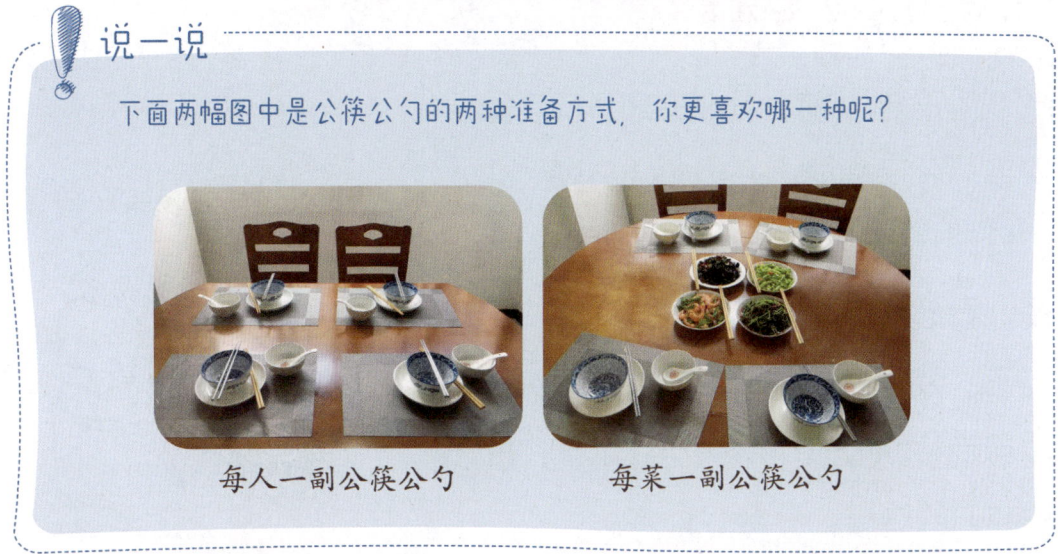
>
> 每人一副公筷公勺　　　　每菜一副公筷公勺

## 2. 我家的新食尚

多一双公筷,多一把公勺,多一份健康。从我做起,从我家开始,我们大家一起努力,转变家庭餐饮方式。随着人们文明程度的不断提高,公筷公勺将会成为家庭餐桌文明新风尚。

### 顺口溜

爸爸妈妈还有我,共享美味乐呵呵。

公筷公勺好习惯,亲情健康两谐和。

# 三、分餐更卫生

## 1. 什么是分餐？

分餐，就是用餐具将食物分装，每人一份，各吃各的。

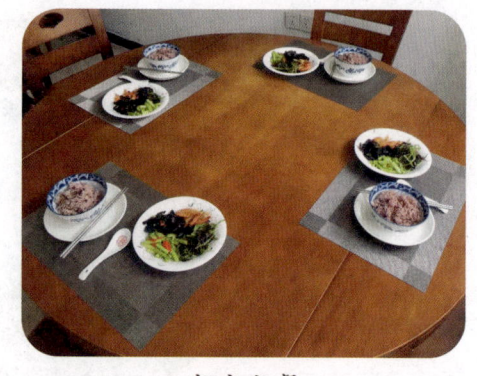

家庭分餐

## 2. 为什么要分餐？

几千年以前，我们的祖先吃饭曾是"分而食之"的，这是分餐制的早期形式。现在，一家人围桌合餐，看起来其乐融融，其实"你一筷子、我一筷子"容易给好多传染性疾病提供交叉传播机会。为了守护我们的健康，分餐好处多。

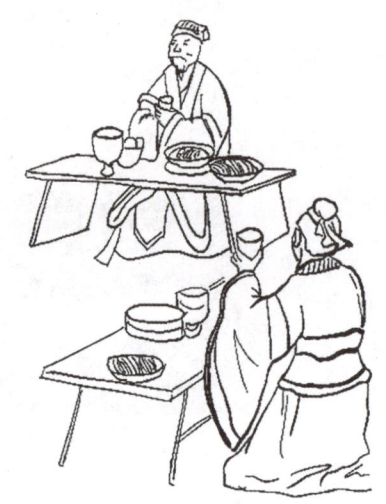

古时的分餐

> **小提示：**
>
> 据世界卫生组织（WHO）统计，疾病的各类传播途径中，唾液是主要的途径之一。唾液可传播甲型肝炎、流感、肠道病毒、幽门螺杆菌等。

## 四、分餐助我不多吃

### 1. 按需备餐

勤俭节约是中华民族的优良传统。自小就应养成积极劳动、珍惜食物、避免浪费的良好习惯。在家在外按需备餐，合理分餐，这样不仅能减少浪费，还能实现饮食的营养搭配，文明又健康。

### 2. 食不贪多

小朋友们，食物可以给我们的身体提供各种营养，为健康保驾护航，但食物的摄入并不是越多越好。如果经常吃得太多，可能引起肥胖，反而会有害健康，因此，我们应该做到饮食适量。分餐就可以帮助我们按需食用，做到食不过量。

> **想一想**
>
> 分餐有这么多好处。小朋友们，为了弘扬中华传统美德，为了你和家人的健康，快快行动起来吧！
> 家人开始分餐，要做哪些准备呢？

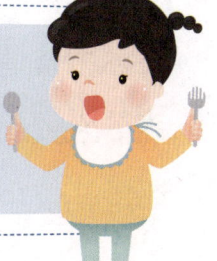

# 第三章
# 我是餐桌小帮手

## 一、餐前小帮手

我是餐前小帮手，洗净双手做事情，擦好桌，摆好椅；分发餐具，我最行，先发碗，再发盘，筷子分发，放最后。

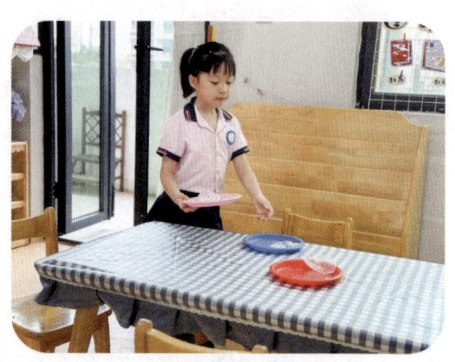

餐前发餐盘

## 二、餐中小能手

文明用餐请遵守，饭前一定要洗手，就餐坐姿应端正，口有食物不讲话，都是礼仪小能手。

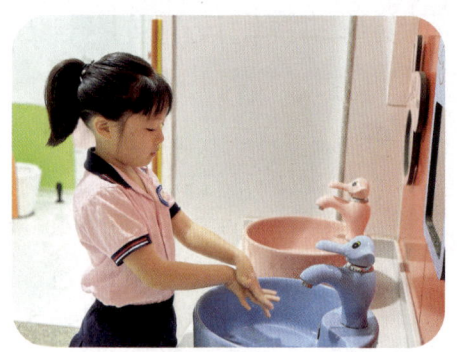

饭前洗手

## 三、餐后小帮手

桌、椅脏了，怎么办？我来帮忙擦一擦。

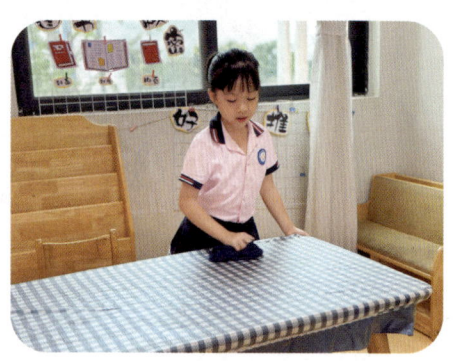

餐后擦桌子

地面脏了,怎么办?我来帮忙扫一扫、拖一拖。

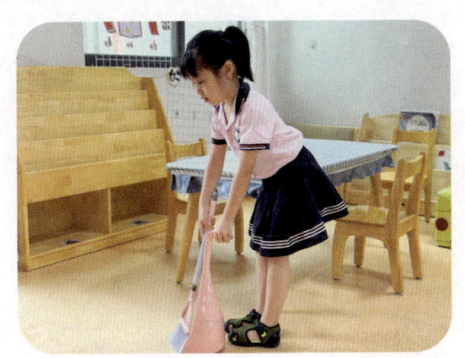
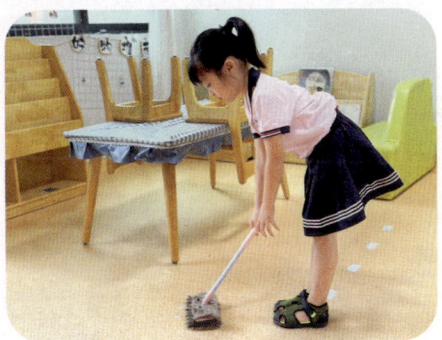

餐后扫地、拖地

## 四、小帮手儿歌

### 小帮手

老师添饭,我分盘,老师收碗,我擦桌,老师提水,我拖地,我是老师小帮手,样样活儿我都行。

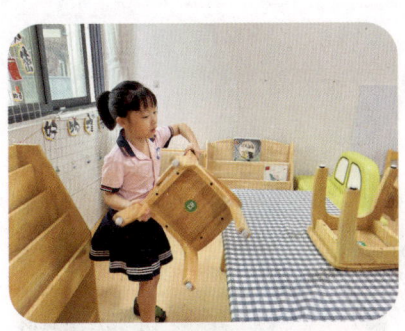
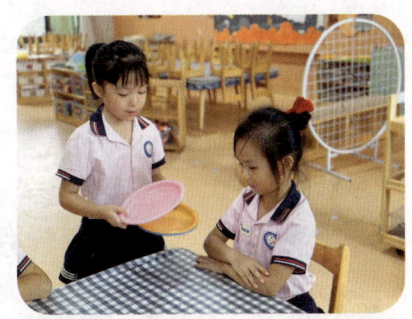
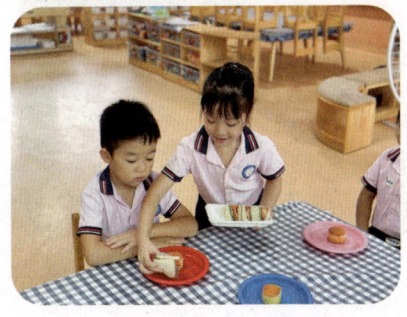
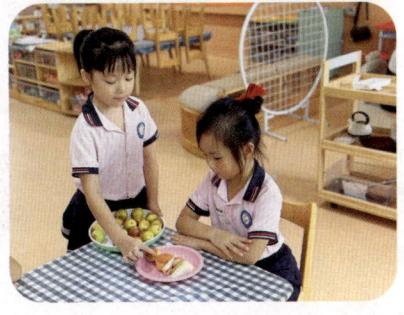

## 五、劳动是美德

劳动最光荣,劳动最快乐。

古诗一首:

### 夏日田园杂兴

(宋)范成大

昼出耘田夜绩麻,

村庄儿女各当家。

童孙未解供耕织,

也傍桑阴学种瓜。

 想一想

1. 下图中小朋友们在做什么?
2. 小朋友,你在家或学校会做哪些劳动呢?

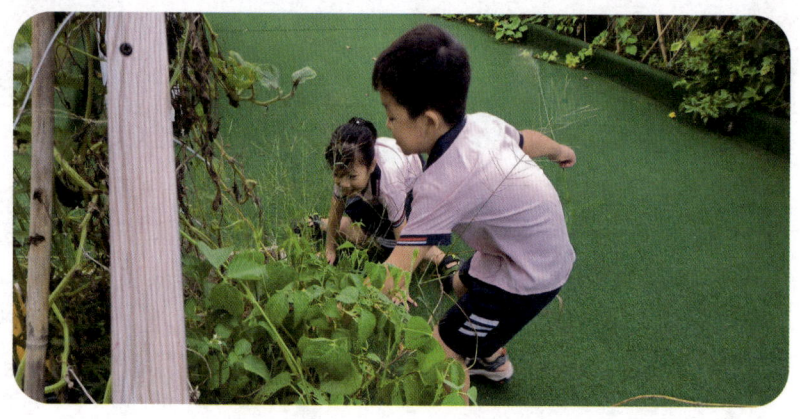

## 第四章
# 病从口入

## 一、什么是病从口入？

口腔是我们进食的唯一通道。不洁净的饮食可能引发恶心、呕吐、腹泻等食物中毒的症状；而不合理的饮食容易引发超重、肥胖和高血压等疾病。这就是我们常说的病从口入。

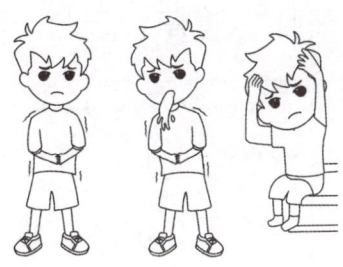

病从口入引发的不舒服

## 二、不洁净的食品引发的疾病

由于环境等因素，很多食品原料可能会被有害微生物、寄生虫和重金属污染。人们吃了不洁净或受污染的食品就会引发许多疾病，例如：细菌性痢疾、病毒性肝炎、伤寒、手足口、蛔虫病、铅中毒等。

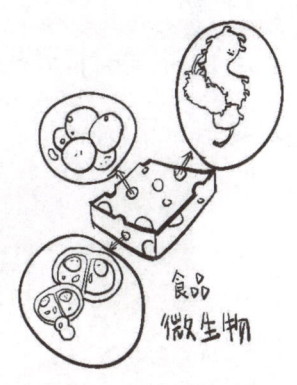

食品微生物污染

## 三、吃出来的胖娃娃

我们每天都需要吃各种各样的食物来满足身体的需要。如果我们吃进去的食物太多,超过了身体的需要,同时又不喜欢运动,就可能变成一个胖娃娃。

## 四、怎样预防病从口入?

注意饮水卫生。生水中可能含有一些对人体有害的微生物,直接喝会导致腹胀、腹痛。因此,不能喝生水,要喝温开水或符合卫生标准的瓶装水、桶装水。

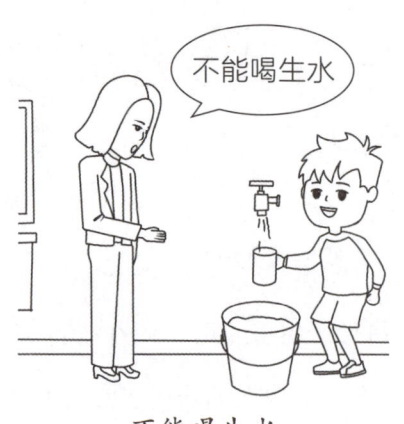

不能喝生水

水果要洗净。水果在生长过程中可能被施用了化肥或农药,并且在采摘、销售环节都被很多人接触过,用具也可能不洁,环境可能有很多有害微生物。因此,我们在食用水果前,一定要将水果洗干净(或去皮)再吃。

选购和食用新鲜的食物,不吃腐败变质的食物。不吃生或半生的肉类、水产品等食物。

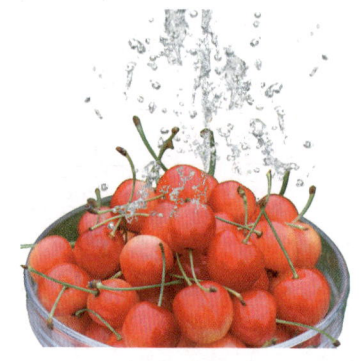

水果要洗净

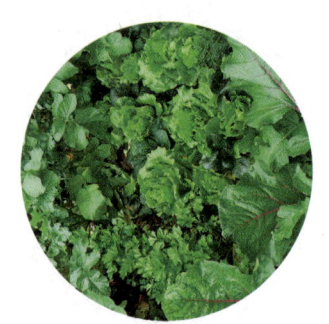

选购新鲜食物

勤洗手。我们每天接触各种物品，手沾染有害微生物的概率比较大，所以我们在饭前、饭后、便后，以及接触过脏的物品后，一定要洗干净手，并且要用肥皂或洗手液在流水下冲洗20秒以上才行。

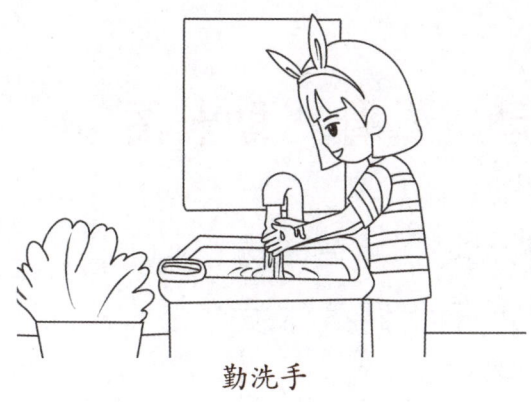

勤洗手

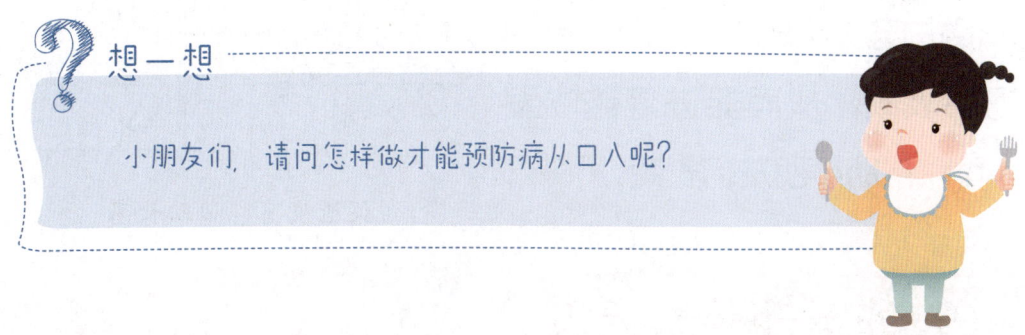

想一想

小朋友们，请问怎样做才能预防病从口入呢？

# 第五章
# 户外活动好处多

## 一、户外活动促发育、助长高

小朋友，户外活动可以帮助我们锻炼身体，有助于我们身体发育。在户外活动中还可以沐浴阳光，促进皮肤合成维生素D，有利于钙的吸收，从而促进骨骼的发育，可以帮助小朋友们长高。

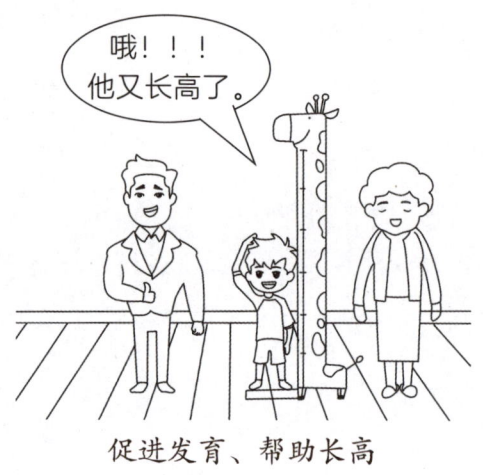

促进发育、帮助长高

## 二、户外活动预防近视

坚持充足的白天户外活动，可以保护远视储备，帮助小朋友预防近视。户外做操、跑步、踢球和跳绳等活动都是不错的选择哦！

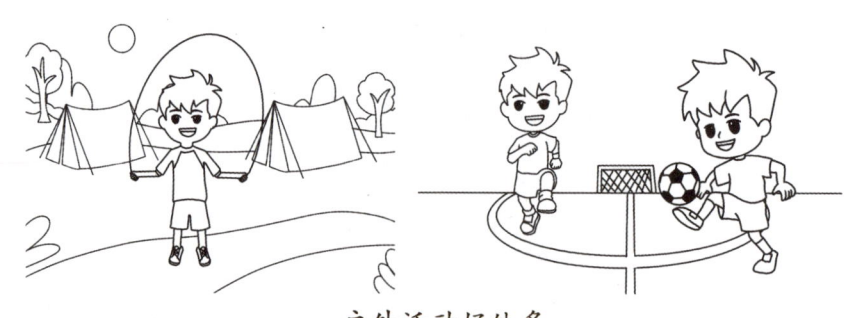

户外活动好处多

## 三、户外活动增强食欲

不爱吃饭、不想吃饭、吃不下饭怎么办？户外活动来帮忙，多运动，晒太阳，呼吸新鲜空气，都可以让我们心情愉悦，促进食欲，吃嘛嘛香！

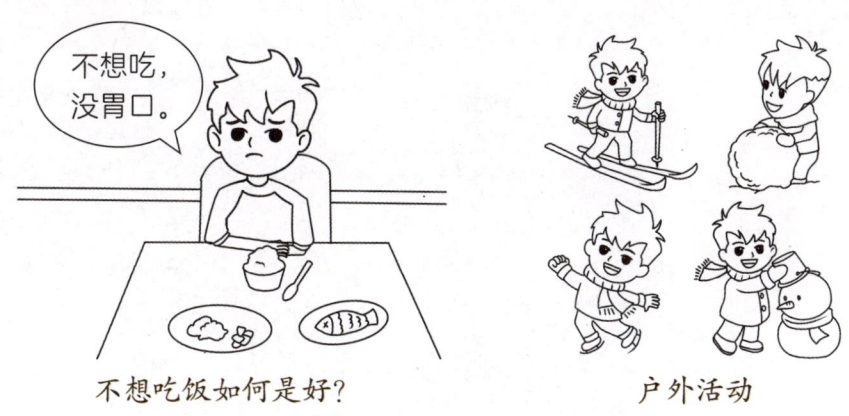

不想吃饭如何是好？　　　户外活动

## 四、活动不足会长胖

爱运动的小朋友不容易长胖，因为当身体运动时，会消耗能量，消耗脂肪，减轻体重。如果你不爱运动，你就可能慢慢长胖。

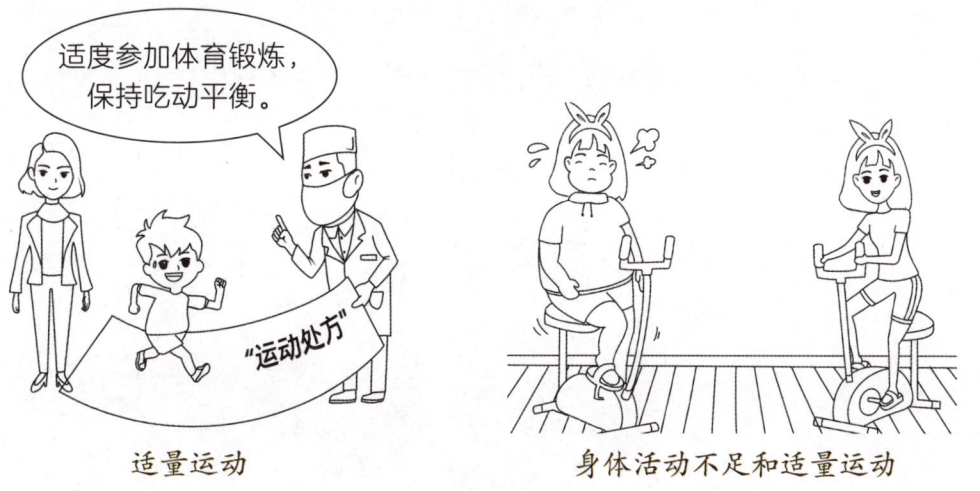

适量运动　　　身体活动不足和适量运动

小朋友们，一定要每天锻炼，保持吃动平衡。

**? 想一想**

请小朋友们说一说，春、夏、秋、冬各有哪些有趣的户外活动，来帮助我们增强食欲呢？

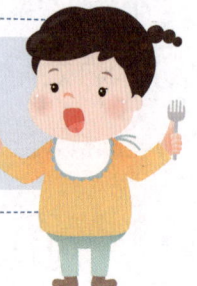

# 第六章
# 养成饮食好习惯

## 一、饭前一定先洗手

你是谁？我是无所不在的病菌！我最喜欢不爱洗手的小朋友，通过脏兮兮的小手，我可以进入到你们的嘴巴、鼻子和眼睛里。哈哈，当你们呕吐、肚子疼时，是我在作怪哟！

所以小朋友们一定要做到饭前洗手。

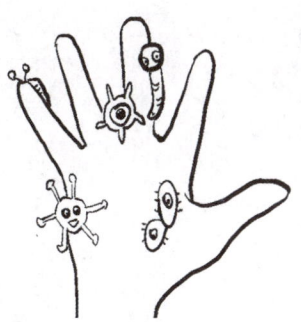

显微镜下手上的病菌

## 二、规律进餐、不喂饭

吃好一日三餐帮助我们长得更高更壮。

小朋友们对食物的消化能力还较弱，胃容量也有限，每餐不宜吃太多，吃得过多容易消化不良。

每天吃好早餐，让我们精力充沛，思维敏捷。

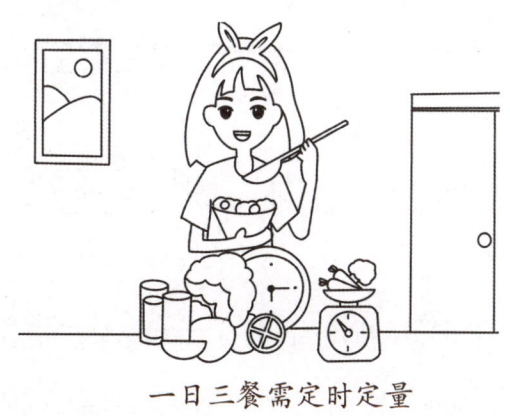

一日三餐需定时定量

午餐食物品种要丰富，谷薯类、蔬菜水果类、畜禽鱼蛋类、奶豆类巧搭配。

晚餐要适量，最好在睡前两小时结束，以免影响睡眠。

养成自主进餐的习惯，不喂饭，这样既增加进食兴趣，又培养了自信心和独立能力。

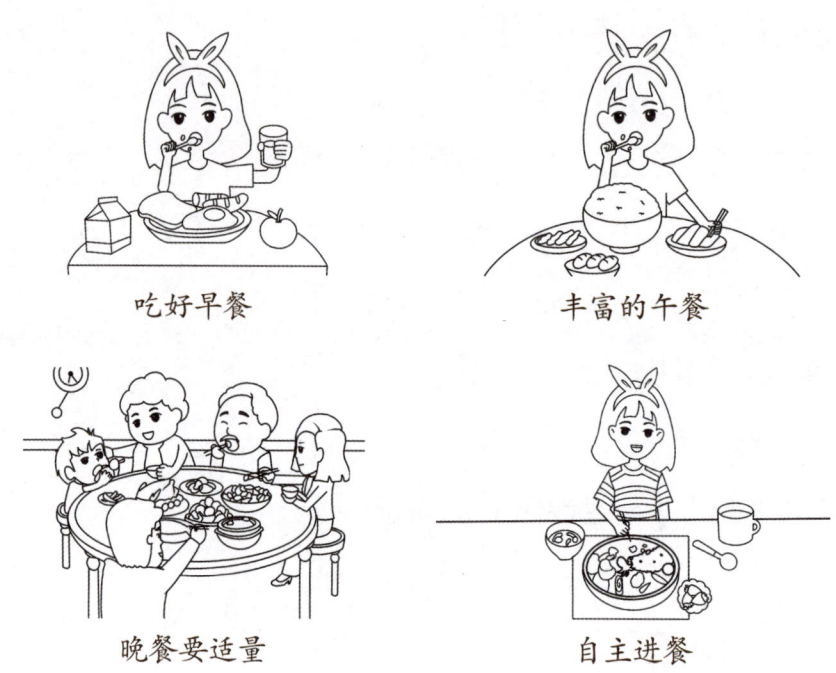

吃好早餐　　　　　　丰富的午餐

晚餐要适量　　　　　　自主进餐

## 三、细嚼慢咽消化好

细嚼慢咽，食物可以在胃里充分消化，减少胃肠道的负担，远离胃肠道疾病。

细嚼慢咽，不要吃得太烫，可以保护口腔黏膜。

细嚼慢咽还能防止鱼刺等异物进入食道。

细嚼慢咽有利于保持健康体重。

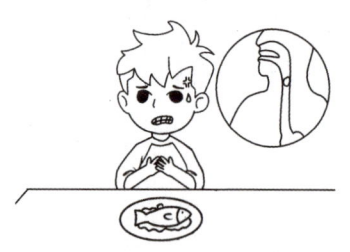

防止异物进入食道

## 四、坚持吃健康食物

健康食物谷薯类，助你长力气。

健康食物蔬菜类，助你少生病。

健康食物水果类，助你增食欲。

健康食物乳制品，助你长个子。

这些都是来自大自然的天然食物。多吃天然食物，少吃高油、高盐和高糖的加工食品，让我们的身体更健康。

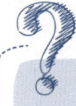 想一想

1. 饭前为什么要洗手？
2. 你有哪些饮食好习惯？

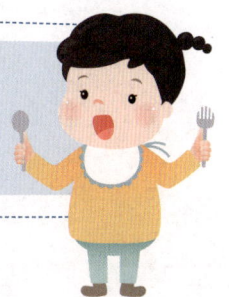